L'HERBORISTERIE

Claire Dupont

L'HERBORISTERIE

Le pouvoir curatif de la phytothérapie, découvrez les secrets des plantes médicinales à travers l'histoire, et apprenez à les utiliser pour votre bien-être quotidien

SOMMAIRE

Introduction

Bienvenue dans le monde fascinant de l'herboristerie. Si vous tenez ce livre entre vos mains, c'est que vous avez déjà une curiosité, peut-être même une envie de découvrir comment la nature, à travers ses plantes, peut devenir une alliée précieuse pour votre bien-être quotidien. Laissez-moi vous guider sur ce chemin empreint de sagesse ancienne et de connaissances profondément enracinées dans les traditions humaines.

L'herboristerie n'est pas seulement une pratique, c'est une tradition, un savoir qui a traversé les âges, les continents, et les cultures. Depuis les temps les plus reculés, l'être humain a observé la nature, a appris à reconnaître les plantes, à comprendre leurs vertus, et à en tirer des remèdes. Cette sagesse ancienne, transmise de génération en génération, est aussi ancienne que l'humanité elle-même. En Égypte antique, déjà, on utilisait des plantes comme l'aloès ou l'anis pour soigner divers maux. En Chine, l'art de la médecine par les plantes a été codifié il y a plus de deux millénaires, tandis qu'en Inde, l'Ayurvéda fait appel à une multitude d'herbes pour rééquilibrer le corps et l'esprit.

Les civilisations anciennes n'avaient pas accès à nos laboratoires modernes, mais elles avaient une connaissance intime de la nature qui les entourait. Cette compréhension profonde des plantes, de leurs cycles, de leurs énergies, s'est peu à peu perdue dans nos sociétés modernes, au profit de la chimie de synthèse. Pourtant, le retour vers une médecine plus naturelle est une tendance croissante. Nous redécouvrons que les plantes, avec leurs composés complexes, offrent une richesse thérapeutique souvent inégalée.

L'herboristerie, aujourd'hui, c'est l'alliance de ce savoir ancestral et des connaissances modernes. C'est un pont entre les remèdes d'hier et les besoins d'aujourd'hui, entre la sagesse populaire et la science. C'est cette alliance que je souhaite partager avec vous, en vous offrant non seulement des informations, mais aussi des outils concrets pour intégrer les plantes dans votre vie.

Il existe aujourd'hui une multitude d'informations disponibles sur les plantes médicinales. Entre les livres, les articles en ligne, et les conseils parfois contradictoires, il est facile de se sentir perdu. Ce guide a pour ambition de vous offrir une base solide, claire et fiable, pour vous initier à l'herboristerie de manière sereine et éclairée. Mon souhait est de démystifier l'herboristerie, de la rendre accessible à tous, même à ceux qui n'ont aucune connaissance préalable dans ce domaine. Vous n'avez pas besoin d'être un expert pour commencer à bénéficier des bienfaits des plantes. Tout ce qu'il faut, c'est une curiosité, une ouverture d'esprit, et un désir d'apprendre. Que vous soyez attiré par l'idée de préparer une tisane apaisante, de cultiver vos propres plantes médicinales, ou de mieux comprendre comment soutenir votre santé de façon naturelle, ce guide est conçu pour répondre à vos attentes.

L'herboristerie peut sembler complexe, mais elle est en réalité une science douce, où chaque étape est un apprentissage, et où chaque découverte renforce notre lien avec la nature. Je vous accompagnerai pas à pas, en vous expliquant non seulement comment reconnaître les plantes et les utiliser, mais aussi en vous partageant des astuces pour les cultiver, les récolter, et les conserver de manière optimale. Vous découvrirez comment, avec peu de moyens et beaucoup de passion, il est possible de créer une véritable pharmacie naturelle à domicile.

Ce guide est structuré pour être à la fois un manuel pratique et une source d'inspiration. Vous pouvez le lire d'une traite, pour vous imprégner de l'ensemble des connaissances qu'il contient, ou vous pouvez l'utiliser comme un ouvrage de référence, à consulter au besoin. Chaque chapitre est conçu pour être indépendant, vous permettant de plonger directement dans les sujets qui vous intéressent le plus.

Je vous encourage à aborder ce livre comme un compagnon de route. Revenez-y autant de fois que nécessaire, prenez le temps d'expérimenter, de tester les recettes, et d'intégrer progressivement les plantes dans votre quotidien. Vous y trouverez des explications claires, des conseils pratiques, et des informations issues de sources fiables, que j'ai soigneusement sélectionnées pour vous. Mon objectif est de rendre l'herboristerie vivante et accessible, de vous donner confiance en vos capacités à utiliser les plantes de manière sécuritaire et efficace. Vous n'avez pas besoin d'avoir toutes les réponses tout de suite. Chaque étape de ce voyage est une opportunité d'apprendre et de grandir, à votre rythme.

En suivant ce guide, vous développerez non seulement des compétences précieuses, mais aussi une nouvelle perspective sur le monde qui vous entoure. Les plantes sont là, à portée de main, prêtes à vous offrir leurs bienfaits. À travers ces pages, je vous invite à renouer avec cette sagesse ancestrale et à découvrir la magie discrète de l'herboristerie.

Partie 1 : Les Fondements de l'Herboristerie

1. L'HISTOIRE DE L'HERBORISTERIE

Les origines anciennes : des traditions aux remèdes modernes

Lorsque l'on parle d'herboristerie, il est essentiel de comprendre que nous entrons dans un univers ancien, où la nature et l'être humain ont toujours été étroitement liés. Les plantes médicinales sont l'une des plus vieilles formes de soin connues de l'humanité. Bien avant l'avènement de la médecine moderne, nos ancêtres se tournaient vers la nature pour apaiser leurs maux, fortifier leurs corps, et maintenir leur équilibre intérieur. À travers les âges, cette relation intime avec les plantes a façonné des civilisations entières, qui ont su puiser dans la flore environnante les secrets de la guérison.

Dans l'Égypte ancienne, par exemple, les plantes étaient au cœur de la médecine. Les Égyptiens considéraient les plantes comme des dons divins, capables de soigner non seulement le corps, mais aussi l'âme. Les écrits anciens, tels que le célèbre **Papyrus Ebers**, témoignent de la connaissance approfondie des Égyptiens en matière de plantes médicinales. Ce document, datant de plus de 1500 ans avant notre ère, est l'un des premiers traités médicaux connus. Il contient des centaines de recettes à base de plantes comme l'ail, la myrrhe, et le fenugrec, utilisées pour traiter des infections, des douleurs, ou encore des troubles digestifs. Ces pratiques étaient souvent accompagnées de rituels spirituels, soulignant l'importance de l'équilibre entre le physique et le spirituel dans la guérison.

De l'autre côté du monde, en Chine, la phytothérapie s'est également développée de manière remarquable. La **Médecine Traditionnelle Chinoise (MTC)** repose en grande partie sur l'utilisation des plantes pour rétablir l'harmonie entre le yin et le yang, les deux forces opposées qui gouvernent la santé et la maladie. Le **Shennong Bencao Jing**, un texte fondamental de la médecine chinoise, est l'un des premiers à classifier les plantes médicinales selon leurs effets sur le corps. Ce texte, attribué à l'Empereur Shennong, qui selon la légende a goûté des centaines de plantes pour en découvrir les propriétés, est un véritable trésor de connaissances botaniques. Il décrit les vertus de plantes telles que le ginseng, réputé pour tonifier l'énergie vitale, et le réglisse, utilisé pour harmoniser les autres plantes dans les préparations médicinales.

En Inde, l'**Ayurvéda**, qui signifie "science de la vie", est une autre tradition millénaire où les plantes occupent une place centrale. L'Ayurvéda propose une approche holistique de la santé, intégrant le corps, l'esprit, et l'âme dans un tout indivisible. Les plantes ayurvédiques, telles que le tulsi (basilic sacré), l'ashwagandha, et le curcuma, sont utilisées non seulement pour traiter les maladies, mais aussi pour prévenir les déséquilibres et maintenir une vie harmonieuse. La richesse de l'Ayurvéda réside dans sa capacité à adapter les plantes aux besoins individuels, prenant en compte la constitution unique de chaque personne, appelée *dosha*.

Ces civilisations anciennes ont donc toutes en commun une profonde compréhension des plantes et de leur pouvoir curatif. Elles ont développé des systèmes de soins qui, bien que différents dans leur approche, reposent tous sur le même principe fondamental : la nature est un réservoir inépuisable de remèdes. À travers les siècles, ce savoir s'est transmis de manière orale et écrite, souvent dans des contextes religieux ou spirituels, les herboristes et guérisseurs étant considérés comme des intermédiaires entre le monde naturel et le monde humain.

La transmission de ce savoir s'est souvent faite au sein des familles ou des communautés, où les secrets des plantes étaient jalousement gardés et transmis de génération en génération. Cette tradition orale a permis la survie de nombreux savoirs botaniques, même lorsque les écrits se sont perdus ou que les guerres ont détruit les bibliothèques. Dans certaines cultures, comme chez les Amérindiens, la transmission du savoir herboriste est un acte sacré, imprégné de respect pour la nature et de gratitude pour ses bienfaits.

Au fil du temps, ces pratiques anciennes ont posé les bases de la médecine moderne. Les premiers scientifiques européens, tels que **Dioscoride** et **Galen**, ont étudié et codifié les savoirs herboristes, créant des ponts entre les connaissances empiriques des guérisseurs et les débuts de la pharmacologie. Les herbiers anciens, ces recueils de plantes illustrés et annotés, sont devenus des références essentielles pour les médecins et apothicaires du Moyen Âge jusqu'à la Renaissance.

Aujourd'hui, en redécouvrant ces traditions, nous honorons non seulement le savoir de nos ancêtres, mais nous reconnectons aussi avec une manière de soigner qui respecte et valorise la nature. En explorant les origines de l'herboristerie, nous comprenons mieux comment les pratiques anciennes ont façonné nos approches modernes de la santé, et pourquoi elles continuent d'influencer notre quête d'un bien-être holistique. L'herboristerie, loin d'être un simple vestige du passé, est une discipline vivante, en perpétuelle évolution, qui continue de puiser dans ses racines pour s'adapter aux besoins contemporains.

Les pionniers de l'herboristerie

Au fil des siècles, certains hommes et femmes ont marqué l'histoire de l'herboristerie de manière indélébile. Ces pionniers, guidés par une curiosité insatiable et un profond respect pour la nature, ont consacré leur vie à l'étude des plantes médicinales, posant les bases de ce que nous appelons aujourd'hui la phytothérapie. Leurs travaux, mêlant observation empirique et intuition, ont façonné les connaissances que nous continuons à utiliser et à enrichir.

L'un des premiers noms qui vient à l'esprit lorsque l'on évoque l'histoire de l'herboristerie est celui d'**Hippocrate**, souvent appelé le père de la médecine. Hippocrate, médecin grec du Ve siècle avant notre ère, a révolutionné la pratique médicale en cherchant à comprendre les causes naturelles des maladies plutôt que de les attribuer à des forces surnaturelles. Son approche holistique de la santé, qui considère l'équilibre entre le corps et l'esprit, est encore aujourd'hui une source d'inspiration. Pour Hippocrate, les plantes n'étaient pas seulement des remèdes, mais des éléments essentiels d'un mode de vie sain. Son célèbre adage, "Que ton aliment soit ta seule médecine", illustre bien l'importance qu'il accordait à la nature et à l'alimentation dans la prévention des maladies.

Un autre personnage clé est **Galien**, médecin grec du IIe siècle, dont les écrits ont dominé la médecine occidentale pendant plus de mille ans. Galien a systématisé la pratique médicale et a introduit la méthode expérimentale dans l'étude des plantes médicinales. Il a compilé de nombreuses observations sur les effets des plantes et a développé des préparations complexes, appelées "galéniques", qui sont encore en usage aujourd'hui. Ses travaux ont jeté les bases de la pharmacopée européenne et ont influencé de nombreux médecins et herboristes à travers les âges.

En Europe médiévale, une figure remarquable se détache : **Hildegarde de Bingen**.

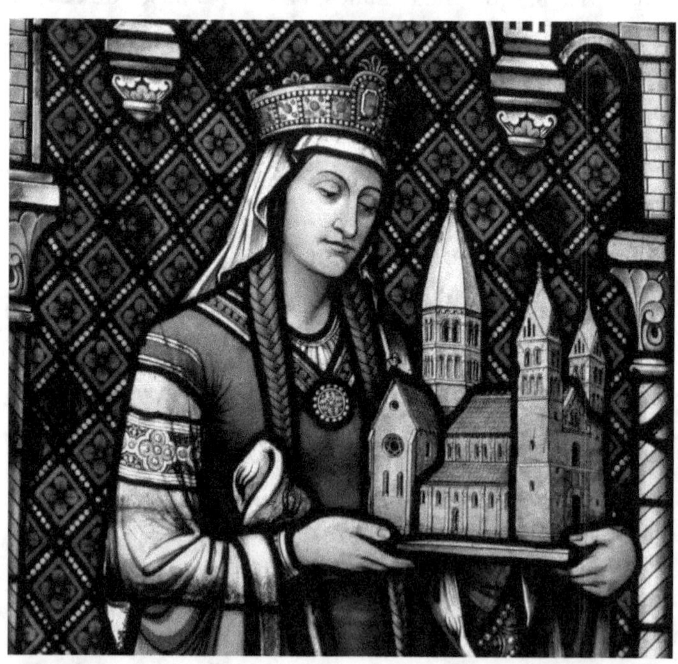

Religieuse bénédictine, compositrice, et visionnaire, Hildegarde a laissé un héritage immense dans le domaine de la phytothérapie. Au XIIe siècle, elle a écrit plusieurs ouvrages sur la santé, dont le célèbre *Physica*, où elle décrit les propriétés médicinales des plantes, des pierres et des animaux. Ce qui distingue Hildegarde, c'est sa vision profondément spirituelle de la médecine. Pour elle, la santé était le reflet de l'harmonie entre l'homme et la nature, une idée qui résonne encore fortement dans l'herboristerie moderne. Sa philosophie, alliant science, spiritualité, et observation de la nature, a influencé des générations d'herboristes et continue d'inspirer ceux qui cherchent à soigner de manière holistique.

Paracelse, médecin suisse du XVIe siècle, est une autre figure incontournable de l'herboristerie. Paracelse a révolutionné la médecine en introduisant l'idée que les maladies étaient causées par des agents extérieurs, tels que les microbes, plutôt que par des déséquilibres internes seuls. Il a également affirmé que la dose fait le poison, une notion fondamentale en phytothérapie. Paracelse a beaucoup voyagé, collectant des connaissances sur les plantes médicinales de diverses cultures, et a développé des remèdes à base de plantes et de minéraux. Son approche innovante et parfois controversée a ouvert la voie à une médecine plus moderne, où l'expérimentation et l'alchimie jouaient un rôle central.

Enfin, **Nicolas Culpeper**, apothicaire et herboriste anglais du XVIIe siècle, mérite une place de choix parmi les pionniers de l'herboristerie. Culpeper est surtout connu pour son *Herbal*, un ouvrage révolutionnaire qui rendait accessible au grand public des connaissances autrefois réservées aux élites médicales. En traduisant les textes médicaux latins en anglais, il a permis aux gens ordinaires de comprendre et d'utiliser les plantes médicinales pour leur propre santé. Culpeper croyait fermement que la médecine devait être à la portée de tous, une conviction qui transparaît dans son langage simple et direct. Son travail a popularisé l'usage des plantes médicinales en Angleterre et a eu une influence durable sur l'herboristerie populaire.

Ces figures emblématiques ont toutes, à leur manière, contribué à façonner l'herboristerie telle que nous la connaissons aujourd'hui. Leur héritage est non seulement scientifique, mais aussi philosophique. Ils nous ont enseigné à observer la nature avec attention, à respecter ses cycles, et à utiliser ses ressources avec sagesse. En explorant leurs travaux, nous comprenons mieux comment les connaissances anciennes se sont intégrées dans notre pratique moderne, et pourquoi il est essentiel de continuer à apprendre et à s'inspirer de ces grands maîtres de la phytothérapie.

L'évolution de l'herboristerie à travers les âges

L'herboristerie, riche de ses racines millénaires, a traversé les siècles en évoluant au gré des changements sociaux, culturels et scientifiques. Du Moyen Âge à nos jours, elle a su se réinventer, s'adapter aux défis de chaque époque, et survivre malgré les bouleversements qui ont marqué l'histoire de la médecine.

Au Moyen Âge, l'herboristerie occupait une place centrale dans la vie quotidienne. Les monastères étaient alors les gardiens du savoir botanique, où les moines cultivaient des jardins de simples, composés de plantes médicinales destinées à soigner les maux des communautés environnantes. Les ouvrages comme ceux de Hildegarde de Bingen ont permis de préserver et de transmettre ces connaissances à une époque où l'accès à l'éducation et à la culture était limité. L'herboristerie était alors une pratique essentiellement populaire, à la portée de tous, et jouait un rôle crucial dans la santé publique.

Cependant, l'herboristerie a connu des périodes de mise en péril, notamment avec l'avènement de la Renaissance et les débuts de la science moderne. L'émergence de l'alchimie, suivie de la chimie moderne, a conduit à un changement de paradigme dans la médecine. Les remèdes à base de plantes, jadis prédominants, ont été éclipsés par les nouvelles découvertes scientifiques, qui favorisaient les traitements chimiques et les médicaments de synthèse. L'herboristerie, souvent reléguée au rang de superstition ou de remède de "bonne femme", a dû lutter pour conserver sa place face à la montée en puissance de la médecine académique.

Le XVIIIe et le XIXe siècles ont marqué une période de profonde transformation avec la révolution industrielle. La standardisation des médicaments, la création de laboratoires pharmaceutiques, et la médicalisation croissante de la société ont conduit à une marginalisation de l'herboristerie. Les guérisseurs et les herboristes, autrefois respectés pour leurs savoirs ancestraux, ont été peu à peu écartés des cercles médicaux officiels. Pourtant, dans les campagnes et les zones rurales, loin des grandes villes et des hôpitaux, l'herboristerie a continué de prospérer, transmettant ses savoirs de manière orale et dans des cercles familiaux.

C'est au XXe siècle que l'herboristerie a connu une véritable renaissance. Face aux excès de l'industrialisation et à la montée des préoccupations écologiques, un mouvement de retour aux sources a émergé. Les années 1960 et 1970 ont été marquées par un regain d'intérêt pour les médecines naturelles, dans un contexte de critique de la médecine conventionnelle, perçue comme déshumanisée et parfois trop agressive. L'herboristerie, redécouverte par une nouvelle génération en quête d'authenticité et de simplicité, a retrouvé sa place dans le quotidien de nombreux foyers.

Cette période de réappropriation a été marquée par la publication de nombreux ouvrages, la création d'écoles d'herboristerie, et la mise en place de formations destinées à transmettre ce savoir. Des figures emblématiques, comme Maurice Mességué en France, ont contribué à populariser l'herboristerie auprès du grand public, en la rendant à la fois accessible et moderne. Les plantes, autrefois oubliées, ont retrouvé leur place dans la pharmacopée populaire, souvent en complément des traitements conventionnels.

Aujourd'hui, l'herboristerie continue d'évoluer dans un contexte où la médecine moderne et les médecines naturelles coexistent. De plus en plus de professionnels de santé intègrent les plantes dans leur pratique, reconnaissant leurs bienfaits et leur efficacité, validés par des études scientifiques. L'herboristerie est désormais vue comme une alliée de la santé, capable de compléter les traitements allopathiques, en offrant une approche plus douce, préventive, et holistique.

2. COMPRENDRE LA PHYTOTHERAPIE

Qu'est-ce que la phytothérapie ?

La phytothérapie, terme qui provient du grec ancien *phyton* (plante) et *therapeia* (soin), désigne l'art de se soigner par les plantes. C'est une pratique ancienne, mais qui trouve une place de plus en plus importante dans la médecine moderne grâce à son approche naturelle et préventive. Mais qu'est-ce que la phytothérapie exactement, et comment se distingue-t-elle des autres formes de médecine ?

La phytothérapie repose sur l'utilisation des plantes pour prévenir, soulager ou guérir diverses affections. Chaque plante possède des composés biochimiques uniques, tels que des flavonoïdes, des alcaloïdes ou des huiles essentielles, qui peuvent avoir des effets thérapeutiques sur le corps humain. Contrairement à la médecine allopathique, qui isole généralement un principe actif pour en faire un médicament, la phytothérapie utilise la plante entière ou une partie spécifique (feuilles, racines, fleurs) pour bénéficier de l'interaction complexe de tous ses composants. Cette approche intégrative permet d'obtenir des effets synergiques, où les différents éléments de la plante agissent ensemble pour offrir un traitement équilibré et global.

L'objectif principal de la phytothérapie est d'aider le corps à retrouver son équilibre naturel. Plutôt que de se concentrer uniquement sur les symptômes, la phytothérapie cherche à comprendre et à traiter la cause sous-jacente de l'affection. Cette approche holistique considère le corps comme un tout interconnecté, où chaque organe, chaque système, est en relation avec les autres. Par exemple, une plante utilisée pour apaiser le système nerveux peut également avoir des effets bénéfiques sur la digestion ou le système immunitaire.

La phytothérapie se distingue également par son rôle préventif. Les plantes médicinales ne sont pas uniquement destinées à traiter les maladies une fois qu'elles se sont déclarées ; elles peuvent être utilisées pour maintenir la santé et prévenir l'apparition de troubles. Par exemple, des plantes comme l'échinacée sont réputées pour renforcer les défenses immunitaires, tandis que le ginseng peut aider à maintenir l'énergie et la vitalité tout au long de l'année. Cette utilisation préventive est un aspect essentiel de la phytothérapie, car elle encourage une approche proactive de la santé, où l'on cherche à soutenir le corps avant que les déséquilibres ne s'installent.

Une autre caractéristique importante de la phytothérapie est son respect de l'environnement et de l'individu. Les plantes sont des ressources naturelles renouvelables, et leur utilisation, lorsqu'elle est bien gérée, peut être durable et respectueuse de l'écosystème. De plus, la phytothérapie s'adapte à chaque individu, tenant compte de son terrain (c'est-à-dire ses prédispositions génétiques et constitutionnelles), de son environnement, et de son mode de vie. Ainsi, deux personnes souffrant d'un même trouble peuvent recevoir des recommandations phytothérapeutiques différentes, adaptées à leurs besoins spécifiques.

Il est également important de noter que la phytothérapie, bien que naturelle, doit être utilisée avec discernement. Comme toute méthode de soin, elle présente des précautions et des contre-indications. Certaines plantes, puissantes dans leurs effets, peuvent interagir avec des médicaments conventionnels ou ne pas convenir à certaines conditions médicales. C'est pourquoi il est essentiel de s'informer correctement et, si nécessaire, de consulter un professionnel de santé avant d'entreprendre un traitement phytothérapeutique.

Les principes actifs des plantes : alcaloïdes, flavonoïdes, et plus

L'un des aspects fascinants de la phytothérapie réside dans la richesse chimique des plantes. Chaque plante est une véritable pharmacie naturelle, renfermant une multitude de composés bioactifs qui interagissent avec notre organisme de manière subtile mais puissante. Pour comprendre comment les plantes peuvent influencer notre santé, il est essentiel de se pencher sur ces principes actifs, les molécules responsables de leurs effets thérapeutiques.

Les alcaloïdes sont parmi les composés les plus étudiés et les plus puissants dans le monde végétal. Ils sont souvent responsables des effets pharmacologiques prononcés des plantes. Ces molécules, contenant généralement de l'azote, peuvent avoir des effets très variés

: certains stimulent le système nerveux, comme la caféine du café ou la théobromine du cacao, tandis que d'autres, comme la morphine, dérivée du pavot, possèdent des propriétés analgésiques très fortes. Les alcaloïdes doivent être utilisés avec précaution, car leur puissance peut entraîner des effets secondaires ou des interactions médicamenteuses. C'est pourquoi, même si certaines plantes contenant des alcaloïdes sont extrêmement bénéfiques, elles nécessitent un dosage précis et une connaissance approfondie de leurs effets.

Les **flavonoïdes** sont un autre groupe de composés largement présents dans les plantes. Ces molécules, souvent responsables des couleurs vives des fruits et légumes, sont réputées pour leurs propriétés antioxydantes. Les flavonoïdes jouent un rôle crucial dans la protection des cellules contre le stress oxydatif, contribuant ainsi à la prévention de nombreuses maladies chroniques, comme les maladies cardiovasculaires ou certains cancers. En phytothérapie, les plantes riches en flavonoïdes, telles que le thé vert, le ginkgo biloba ou le raisin, sont souvent utilisées pour renforcer les vaisseaux sanguins, améliorer la circulation ou encore soutenir le système immunitaire. L'avantage des flavonoïdes réside dans leur douceur et leur faible risque d'effets secondaires, ce qui les rend adaptés à une utilisation régulière pour maintenir une bonne santé.

Les **tanins** sont également des principes actifs importants, présents dans de nombreuses plantes médicinales. Ces composés phénoliques sont connus pour leurs propriétés astringentes, ce qui signifie qu'ils peuvent aider à resserrer les tissus et réduire les inflammations. Les tanins sont souvent utilisés pour traiter les affections de la peau, comme les petites coupures, les brûlures légères, ou les irritations. Par exemple, le thé noir ou le chêne rouvre sont riches en tanins et peuvent être utilisés en application externe pour apaiser et cicatriser. En interne, les tanins peuvent être bénéfiques pour les troubles digestifs, notamment pour soulager les diarrhées en resserrant les muqueuses intestinales.

Enfin, il est impossible de parler des principes actifs des plantes sans mentionner les **huiles essentielles**. Ces extraits volatils, obtenus par distillation ou pression à froid, concentrent l'essence même des plantes. Les huiles essentielles sont composées de nombreux constituants chimiques, tels que les terpènes, les phénols ou les esters, qui leur confèrent leurs propriétés thérapeutiques variées : antiseptiques, anti-inflammatoires, relaxantes, ou encore stimulantes. Par exemple, l'huile essentielle de lavande est réputée pour ses effets apaisants et cicatrisants, tandis que l'huile essentielle d'eucalyptus est souvent utilisée pour dégager les voies respiratoires. La puissance des huiles essentielles nécessite une utilisation prudente, car elles sont très concentrées et peuvent être irritantes ou toxiques à forte dose.

Ces différents composés, qu'ils soient des alcaloïdes, des flavonoïdes, des tanins ou des huiles essentielles, agissent en synergie dans les plantes pour offrir une large palette d'effets thérapeutiques. En phytothérapie, il est essentiel de comprendre que l'efficacité d'une plante ne réside pas seulement dans un seul principe actif, mais dans l'interaction complexe de tous ses composants. C'est cette synergie qui permet à la phytothérapie d'offrir des solutions naturelles, douces et souvent polyvalentes pour soutenir notre santé.

Le dosage et la combinaison de ces principes actifs sont des aspects cruciaux pour tirer pleinement parti des bienfaits des plantes. Une plante peut avoir un effet bénéfique à une certaine dose, mais devenir inefficace ou même dangereuse si elle est mal dosée. De même, certaines plantes se complètent parfaitement, renforçant leurs effets respectifs, tandis que d'autres peuvent interagir négativement. C'est pourquoi la phytothérapie nécessite non seulement une connaissance des plantes elles-mêmes, mais aussi une compréhension des interactions entre leurs différents principes actifs.

Les bienfaits de la phytothérapie pour le corps et l'esprit

La phytothérapie, en tant que pratique holistique, offre une multitude de bienfaits qui s'étendent au-delà du simple soulagement des symptômes physiques. Elle agit en profondeur pour restaurer l'équilibre global du corps et de l'esprit, en prenant en compte l'individu dans son ensemble. En effet, chaque plante possède une complexité chimique qui lui permet d'agir sur plusieurs aspects de notre santé, favorisant ainsi un bien-être général et durable.

L'un des premiers bienfaits que l'on associe à la phytothérapie est sa capacité à **gérer le stress** et à apaiser le système nerveux. Dans notre monde moderne, où le stress est omniprésent, certaines plantes sont de véritables alliées pour retrouver calme et sérénité. Par exemple, la passiflore, le millepertuis, et la valériane sont connues pour leurs propriétés relaxantes. Elles agissent en douceur pour diminuer l'anxiété, améliorer la qualité du sommeil et stabiliser l'humeur. Ces plantes ne cherchent pas simplement à masquer les symptômes du stress, mais à rétablir un équilibre nerveux qui permet de mieux faire face aux défis quotidiens.

Sur le plan physique, la phytothérapie est également reconnue pour **renforcer le système immunitaire**. Des plantes comme l'échinacée, l'astragale ou encore le ginseng ont la capacité de stimuler les défenses naturelles de l'organisme, le rendant plus résilient face aux infections et aux maladies. En renforçant le terrain immunitaire, la phytothérapie ne se contente pas de traiter les infections une fois qu'elles se manifestent, mais elle prévient leur apparition, contribuant ainsi à une meilleure santé sur le long terme.

Un autre domaine où la phytothérapie excelle est le **soutien à la digestion**. Une bonne digestion est essentielle pour l'équilibre général du corps, et de nombreuses plantes peuvent aider à réguler ce processus complexe. Par exemple, le fenouil, la menthe poivrée et la mélisse sont couramment utilisées pour soulager les troubles digestifs tels que les ballonnements, les crampes ou les indigestions. Ces plantes favorisent également une meilleure absorption des nutriments, contribuant ainsi à une nutrition optimale et, par extension, à une meilleure énergie et vitalité.

La phytothérapie ne se limite pas à ces bienfaits physiques et mentaux. Elle joue également un rôle clé dans **l'équilibre émotionnel**. Certaines plantes, appelées adaptogènes, comme la rhodiola ou l'ashwagandha, aident le corps à s'adapter au stress en régulant les niveaux de cortisol, l'hormone du stress. Elles permettent ainsi de mieux gérer les émotions, d'éviter l'épuisement mental et de maintenir un état d'esprit positif. Cette capacité à équilibrer le corps et l'esprit est ce qui distingue la phytothérapie des approches plus conventionnelles, souvent centrées sur un seul aspect de la santé.

L'approche préventive de la phytothérapie est l'un de ses atouts majeurs. Plutôt que d'attendre l'apparition des maladies, elle encourage une utilisation régulière et modérée des plantes pour maintenir le corps dans un état d'harmonie. Par exemple, consommer régulièrement des tisanes de camomille ou de mélisse peut aider à maintenir un équilibre émotionnel et digestif sans attendre que le stress ou les troubles digestifs ne s'installent. De même, l'intégration de plantes comme l'ortie ou le curcuma dans l'alimentation quotidienne peut contribuer à la santé articulaire et à la détoxification du corps.

La phytothérapie offre une approche globale qui ne se contente pas de traiter les symptômes mais qui vise à restaurer et à maintenir l'équilibre naturel du corps et de l'esprit. Cette discipline, en mettant l'accent sur la prévention et le soutien à long terme, s'avère être un outil précieux pour ceux qui cherchent à prendre en main leur bien-être de manière naturelle et douce.

3. LES BASES DE L'HERBORISTERIE

Les différentes formes galéniques : tisanes, teintures, huiles essentielles, etc.

L'herboristerie, riche de son histoire et de sa diversité, offre une multitude de façons de préparer et d'utiliser les plantes médicinales. Ces différentes formes galéniques permettent d'adapter l'usage des plantes aux besoins spécifiques de chacun, en fonction de l'effet recherché, de la nature du traitement, et des préférences personnelles. Chaque forme galénique a ses particularités, ses avantages, et ses usages idéaux, que je vais vous présenter avec soin.

Les tisanes sont sans doute la forme la plus connue et la plus simple d'utilisation des plantes médicinales. Une tisane consiste à infuser des plantes séchées dans de l'eau chaude pour en extraire les principes actifs. L'infusion, idéale pour les plantes fragiles comme les fleurs ou les feuilles, permet de conserver les arômes délicats et les propriétés volatiles des plantes. La tisane est parfaite pour un usage quotidien, que ce soit pour apaiser l'esprit avant le coucher avec de la camomille, ou pour stimuler la digestion après un repas grâce à la menthe poivrée. La préparation est simple : il suffit de verser de l'eau frémissante sur les plantes, de couvrir et de laisser infuser pendant quelques minutes avant de déguster.

Les décoctions, quant à elles, sont une méthode plus adaptée aux parties dures des plantes, comme les racines, les écorces ou les graines. Contrairement aux infusions, les décoctions nécessitent une ébullition prolongée pour extraire les principes actifs. On place les plantes dans de l'eau froide, que l'on porte ensuite à ébullition, puis l'on laisse frémir pendant 10 à 30 minutes. Cette méthode est souvent utilisée pour les remèdes qui nécessitent une action plus profonde et durable, comme les décoctions de gingembre pour renforcer le système immunitaire ou celles de réglisse pour apaiser les inflammations.

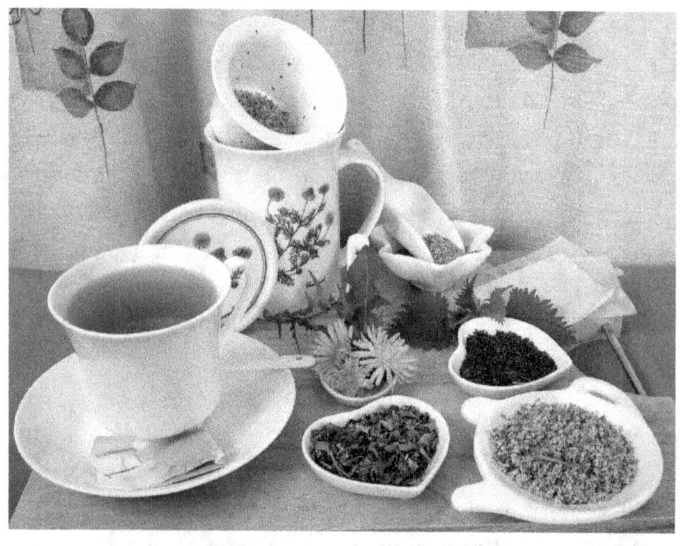

Les macérats sont une autre forme galénique intéressante, particulièrement utilisée pour les plantes dont les principes actifs sont mieux extraits par les graisses ou les solvants légers. Il existe deux types principaux : les macérats huileux et les macérats glycérinés. Dans le premier, les plantes sont infusées dans de l'huile, souvent végétale, pour extraire les composés liposolubles, comme les caroténoïdes et certaines huiles essentielles. Ce procédé est idéal pour préparer des huiles de massage ou des baumes apaisants, comme l'huile de calendula pour les irritations cutanées. Les macérats glycérinés, quant à eux, utilisent la glycérine pour extraire des principes actifs et sont souvent utilisés dans des préparations plus douces, adaptées aux enfants ou aux personnes sensibles.

Les teintures-mères sont des extraits concentrés obtenus par macération de plantes fraîches dans de l'alcool. Ce procédé permet d'extraire un large spectre de principes actifs, y compris ceux qui ne sont pas solubles dans l'eau. Les teintures sont puissantes, ce qui signifie qu'elles doivent être dosées avec précision, souvent en gouttes. Elles sont particulièrement utiles pour les traitements nécessitant une action rapide ou prolongée, comme la teinture d'échinacée pour stimuler le système immunitaire en cas d'infection naissante. Les teintures offrent l'avantage de se conserver longtemps et d'être faciles à transporter, rendant leur usage pratique au quotidien.

Les **huiles essentielles**, elles, sont les essences volatiles extraites des plantes, généralement par distillation à la vapeur. Ces extraits sont extrêmement concentrés et doivent être utilisés avec précaution. Une seule goutte peut contenir la puissance de plusieurs kilos de plante fraîche. Les huiles essentielles sont polyvalentes : elles peuvent être inhalées, appliquées sur la peau diluées dans une huile végétale, ou utilisées dans des diffuseurs pour purifier l'air. Par exemple, l'huile essentielle de lavande est renommée pour ses propriétés relaxantes, tandis que l'huile essentielle de tea tree est un puissant antiseptique naturel.

Les pommades et les baumes sont des préparations semi-solides, souvent composées d'un mélange de macérats huileux, de cire d'abeille, et parfois d'huiles essentielles. Ils sont destinés à un usage externe et sont appliqués directement sur la peau. Les baumes sont particulièrement utiles pour apaiser les douleurs musculaires, cicatriser les petites plaies, ou nourrir les peaux sèches et irritées. Le baume au calendula, par exemple, est un remède classique pour les rougeurs et les éruptions cutanées.

Ces différentes formes galéniques ne sont pas uniquement des méthodes de préparation, mais des moyens de choisir la forme la plus adaptée à vos besoins, qu'ils soient préventifs, curatifs, ou simplement bien-être. En comprenant leurs spécificités, vous pouvez intégrer les plantes dans votre vie de manière plus efficace et personnalisée, tout en respectant la nature profonde de chaque plante et de chaque remède.

Les outils de l'herboriste : comment préparer vos remèdes ?

Lorsque vous vous lancez dans l'herboristerie, il est essentiel de vous équiper des bons outils. Ceux-ci vous permettront de préparer vos remèdes avec précision, en respectant les traditions tout en adoptant une approche moderne et sécurisée. Ces instruments, souvent simples mais indispensables, sont les alliés de l'herboriste, garantissant la qualité et l'efficacité des préparations.

Le mortier et le pilon sont parmi les outils les plus anciens et les plus emblématiques de l'herboriste. Utilisés pour broyer et réduire les plantes en poudre, ils permettent de libérer les principes actifs tout en conservant l'intégrité des plantes. Le mortier et le pilon sont parfaits pour préparer des poudres destinées à des infusions, des décoctions ou même des cataplasmes.

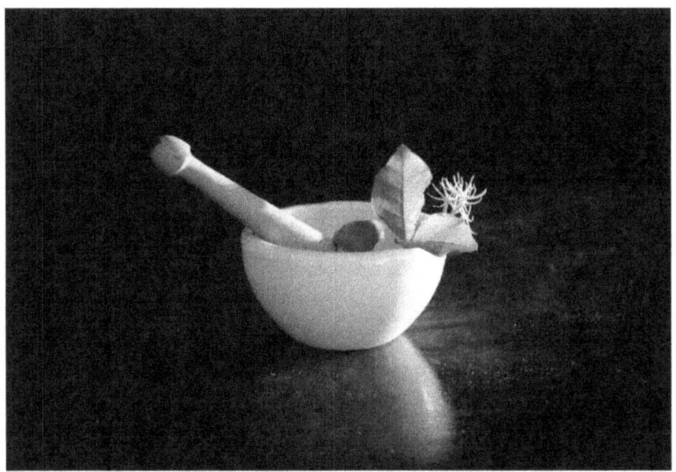

Ils existent en différents matériaux, comme la pierre, le bois ou la céramique, chacun ayant ses particularités. Le choix dépendra de l'usage que vous en ferez et du type de plantes que vous souhaitez travailler.

L'**alambic**, quant à lui, est un outil plus complexe, mais indispensable si vous souhaitez distiller vos propres huiles essentielles. La distillation à la vapeur permet d'extraire les composés aromatiques volatils des plantes, créant ainsi des huiles essentielles pures, concentrées et puissantes. L'alambic, généralement en cuivre ou en acier inoxydable, est constitué de plusieurs parties : un récipient pour chauffer l'eau, une chambre pour les plantes, et un serpentin où les vapeurs se condensent en liquide. C'est un processus délicat, mais extrêmement gratifiant, qui vous donne accès à l'essence même des plantes. Un bon alambic, bien entretenu, vous servira pendant des années.

Un autre outil incontournable est le **déshydrateur ou le séchoir à plantes**. Pour garantir la qualité et la longévité de vos préparations, il est crucial de bien sécher les plantes après leur récolte. Le séchage permet de préserver les principes actifs tout en évitant la dégradation due à l'humidité. Un séchoir électrique est particulièrement pratique, car il permet un contrôle précis de la température, assurant un séchage homogène et rapide. Vous pouvez aussi opter pour des méthodes plus traditionnelles, comme le séchage à l'air libre dans un endroit bien ventilé et à l'abri de la lumière directe, en utilisant des claies ou des suspensions.

Pour la préparation des **tisanes, décoctions et macérats**, un simple **couteau d'herboriste** ou une paire de ciseaux dédiée vous sera très utile. Ces outils vous permettront de couper les plantes à la taille souhaitée, favorisant une extraction optimale des principes actifs. Optez pour des lames en acier inoxydable, afin d'éviter l'oxydation des plantes et de préserver leur qualité. Un bon couteau bien aiguisé vous aidera à préparer vos plantes rapidement et efficacement, avec un minimum de perte.

L'entonnoir et les **bouteilles en verre** sont des accessoires souvent négligés mais essentiels pour la préparation et la conservation des teintures, huiles, et autres extraits liquides. Un entonnoir en inox ou en plastique alimentaire facilite le transfert des liquides, évitant les débordements et les pertes. Les bouteilles en verre, de préférence ambrées ou vertes, protègent vos préparations de la lumière, prolongeant ainsi leur durée de vie et leur efficacité. Il est important de choisir des bouchons hermétiques pour éviter l'oxydation des liquides.

Enfin, l'**étamine** ou le **tamis fin** sont des outils simples mais essentiels pour filtrer les macérats, les décoctions, ou les tisanes. Une étamine en coton ou en lin permet de séparer les particules solides des liquides, assurant une préparation propre et claire. Cet outil est particulièrement utile lors de la fabrication des huiles infusées ou des teintures, où il est crucial de retirer toutes les impuretés pour obtenir un produit fini de qualité.

En s'équipant de ces outils, vous serez prêt à entrer pleinement dans l'art de l'herboristerie, en respectant les traditions tout en utilisant des méthodes modernes pour garantir la qualité de vos remèdes. Chaque outil a son rôle, et en les maîtrisant, vous pourrez explorer tout le potentiel des plantes, en créant des préparations qui vous accompagneront dans votre quête de bien-être naturel. L'herboristerie est autant un art qu'une science, et ces instruments en sont les clés, vous ouvrant la porte vers un monde où la nature et la santé se rencontrent de la manière la plus pure et la plus efficace possible.

Les précautions d'usage : sécurité et contre-indications

L'herboristerie, bien que naturelle et ancrée dans des pratiques millénaires, n'est pas sans risques. Comme pour tout traitement, l'utilisation des plantes médicinales doit être abordée avec discernement et connaissance. Il est essentiel de comprendre que la nature, aussi bienveillante soit-elle, peut parfois avoir des effets indésirables si les plantes ne sont pas utilisées correctement. Mon objectif est de vous guider pour que votre pratique de l'herboristerie soit non seulement efficace, mais surtout sécurisée.

La première règle d'or en herboristerie est de **respecter les dosages**. Chaque plante contient des principes actifs qui, bien dosés, peuvent apporter des bienfaits, mais qui, en excès, peuvent devenir toxiques. Par exemple, l'arnica, bien connue pour ses propriétés anti-inflammatoires en usage externe, peut devenir dangereuse si elle est ingérée à forte dose. Il est donc primordial de se renseigner précisément sur les doses recommandées pour chaque plante, et de ne jamais les dépasser. Lorsque vous préparez une tisane, une décoction ou une teinture, suivez les recettes et les recommandations avec rigueur.

Ensuite, il est crucial de considérer les **interactions possibles avec les médicaments conventionnels**. Certaines plantes peuvent modifier l'efficacité des médicaments, en renforçant ou en diminuant leurs effets. Par exemple, le millepertuis, souvent utilisé pour ses effets bénéfiques sur l'humeur, est connu pour interagir avec de nombreux médicaments, dont les anticoagulants, les contraceptifs oraux, et certains antidépresseurs. Cette interaction peut réduire l'efficacité du médicament ou provoquer des effets secondaires indésirables. Avant de commencer un traitement à base de plantes, il est donc fortement recommandé de consulter un professionnel de santé, surtout si vous suivez déjà un traitement médicamenteux.

Les **contre-indications** sont également un point essentiel à aborder. Certaines conditions médicales peuvent rendre l'utilisation de certaines plantes risquée. Par exemple, les femmes enceintes ou allaitantes doivent être particulièrement vigilantes. De nombreuses plantes, telles que la sauge ou la réglisse, sont déconseillées pendant la grossesse en raison de leurs effets potentiellement nocifs pour le fœtus. De même, certaines plantes peuvent aggraver des conditions existantes. Les personnes souffrant de troubles rénaux, par exemple, doivent éviter l'utilisation prolongée de certaines plantes diurétiques comme la prêle ou le persil. Connaître ces contre-indications est essentiel pour éviter des complications.

Les **allergies** sont un autre facteur à prendre en compte. Comme pour tout produit naturel, il est possible d'être allergique à certaines plantes. Les réactions allergiques peuvent aller de simples irritations cutanées à des réactions plus graves, telles que des difficultés respiratoires. Avant d'utiliser une nouvelle plante, il est prudent de faire un test cutané, en appliquant une petite quantité de la préparation sur une zone limitée de la peau, comme le poignet, et en attendant 24 heures pour observer toute réaction. Si aucune irritation ou rougeur n'apparaît, la plante est probablement sans danger pour vous, mais restez toujours attentif à votre corps et à ses réactions.

Il est également important de **prendre en compte la durée d'utilisation** des plantes. Certaines, comme la camomille ou la menthe, peuvent être consommées régulièrement sans problème. D'autres, en revanche, ne doivent être utilisées que sur de courtes périodes. Le ginseng, par exemple, est un puissant tonique, mais son utilisation prolongée peut entraîner des effets indésirables tels que l'insomnie ou l'hypertension. De même, les plantes laxatives, comme le séné, ne doivent pas être utilisées sur de longues périodes sous peine de provoquer une dépendance ou des troubles électrolytiques. La durée et la fréquence d'utilisation des plantes doivent toujours être adaptées à vos besoins et à votre état de santé.

L'herboristerie, lorsqu'elle est pratiquée avec soin et responsabilité, peut être une source inestimable de bienfaits pour votre santé. En respectant les dosages, en étant attentif aux interactions et aux contre-indications, et en restant vigilant face aux risques d'allergies, vous pouvez utiliser les plantes médicinales en toute sécurité. Votre corps et votre esprit pourront ainsi bénéficier pleinement des vertus de la nature, dans un cadre sûr et respectueux.

PARTIE 2 : DECOUVERTE DES PLANTES MEDICINALES

4. LES PLANTES MEDICINALES DU QUOTIDIEN

Les indispensables de l'herboristerie : camomille, menthe, lavande, etc.

Dans le vaste monde de l'herboristerie, certaines plantes se démarquent par leur polyvalence et leur efficacité. Elles sont les piliers sur lesquels tout herboriste, qu'il soit novice ou expérimenté, peut compter pour répondre aux besoins quotidiens de santé et de bien-être. Ces plantes, que l'on pourrait qualifier d'essentielles, ont traversé les siècles, utilisées par nos ancêtres pour leurs innombrables vertus. Aujourd'hui, elles continuent de jouer un rôle central dans notre approche naturelle de la santé.

Que vous cherchiez à apaiser une tension nerveuse, à soulager une indigestion ou à renforcer votre système immunitaire, ces plantes sont des alliées précieuses. Simples à utiliser, elles peuvent être intégrées facilement dans votre routine quotidienne, sous forme de tisanes, d'infusions, d'huiles essentielles, ou même en applications topiques. Dans cette section, je vous propose de découvrir ou redécouvrir ces incontournables de l'herboristerie : la camomille, la menthe, la lavande, le thym, et le romarin. Chacune de ces plantes possède des propriétés spécifiques qui, lorsqu'elles sont bien utilisées, peuvent considérablement améliorer votre qualité de vie.

1. Camomille : L'apaisante par excellence

La camomille est sans doute l'une des plantes les plus connues et appréciées en herboristerie. Ses petites fleurs blanches, semblables à des marguerites miniatures, renferment un trésor de bienfaits. Utilisée principalement pour ses propriétés apaisantes, la camomille est idéale pour calmer les tensions nerveuses et favoriser un sommeil réparateur. Une infusion de camomille avant le coucher est un rituel simple mais efficace pour ceux qui souffrent d'insomnie ou d'anxiété légère. Mais ce n'est pas tout, la camomille est également précieuse pour apaiser les troubles digestifs, en particulier les douleurs gastriques liées au stress. Son action anti-inflammatoire en fait aussi une alliée pour soulager les irritations cutanées, en usage externe sous forme de compresse ou d'huile infusée.

2. Menthe : La fraîcheur revigorante

La menthe est un incontournable de l'herboristerie, avec son parfum frais et ses multiples vertus. Que ce soit pour stimuler la digestion, rafraîchir l'haleine ou apaiser des nausées, la menthe est une plante polyvalente à garder sous la main. En infusion, elle aide à soulager les ballonnements et les crampes abdominales, grâce à ses propriétés antispasmodiques. Elle est également tonique et peut être utilisée pour combattre la fatigue passagère. Une simple tasse de thé à la menthe peut revitaliser votre esprit tout en rééquilibrant votre système digestif. De plus, la menthe poivrée, en application topique sous forme d'huile essentielle diluée, est reconnue pour soulager les maux de tête, en particulier les migraines.

3. Lavande : L'équilibre entre le corps et l'esprit

Symbole de Provence, la lavande est bien plus qu'un simple parfum enivrant. Ses propriétés relaxantes et équilibrantes en font une plante indispensable pour apaiser à la fois le corps et l'esprit. L'inhalation de lavande, sous forme d'huile essentielle ou en ajoutant quelques gouttes à un bain chaud, aide à diminuer le stress, à calmer les nerfs et à favoriser un sommeil profond. Sur le plan physique, la lavande est un excellent antiseptique naturel. Une infusion de lavande peut être utilisée pour désinfecter les petites coupures et brûlures, tandis que son huile essentielle est efficace pour apaiser les piqûres d'insectes et réduire les inflammations cutanées. La lavande harmonise, équilibre et offre un sentiment de bien-être global.

4. Thym : Le gardien de votre immunité

Le thym est une plante résistante et aromatique, réputée pour ses propriétés antiseptiques et stimulantes du système immunitaire. Lors des saisons froides, une infusion de thym est un excellent remède pour prévenir les infections respiratoires et soulager la toux. Grâce à ses composés phénoliques, le thym agit comme un bouclier naturel contre les germes et les virus. Il est aussi utilisé pour faciliter la digestion, particulièrement après des repas copieux ou lourds. En gargarisme, il aide à soulager les maux de gorge et les inflammations buccales. Le thym est véritablement une plante protectrice, offrant force et vitalité à ceux qui l'utilisent régulièrement.

5. Romarin : L'élixir de la mémoire et de la circulation

Le romarin est bien plus qu'une herbe culinaire ; il est également un stimulant pour l'esprit et le corps. Ses feuilles, riches en antioxydants, favorisent la circulation sanguine et stimulent la mémoire. Une infusion de romarin peut aider à clarifier l'esprit, à améliorer la concentration et à combattre la fatigue mentale. De plus, le romarin est excellent pour soulager les douleurs musculaires et articulaires lorsqu'il est appliqué sous forme d'huile infusée ou de baume. Il revitalise le corps, dynamise l'esprit et est parfait pour ceux qui cherchent à rester alertes et actifs tout au long de la journée.

Ces plantes, simples mais puissantes, forment la base de toute herboristerie bien équipée. Elles sont vos alliées pour un bien-être quotidien, accessibles et faciles à utiliser.

Plantes pour la digestion : exemples et utilisations

Le système digestif joue un rôle central dans notre bien-être global. Il est non seulement responsable de la décomposition des aliments pour en extraire les nutriments essentiels, mais aussi de l'élimination des déchets, et il influence directement notre niveau d'énergie et notre état émotionnel. Lorsque la digestion est perturbée, cela peut entraîner une cascade de désagréments, allant des simples ballonnements aux troubles plus sérieux comme la constipation ou les gastrites. Heureusement, la nature met à notre disposition un éventail de plantes qui, utilisées correctement, peuvent apaiser, tonifier et rééquilibrer notre système digestif.

Fenouil : L'allié des digestions légères

Le fenouil (Foeniculum vulgare) est une plante qui a traversé les siècles, utilisée par les Grecs, les Romains, et dans les traditions médicinales de nombreuses cultures pour ses vertus digestives. Ses graines, 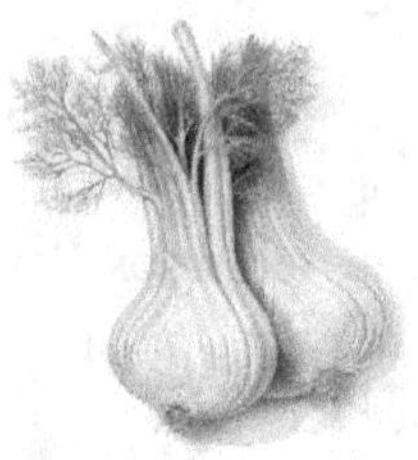 petites mais puissantes, contiennent des composés aromatiques qui ont des effets carminatifs. Cela signifie qu'elles aident à réduire la formation de gaz dans les intestins, prévenant ainsi les ballonnements et les flatulences.

- **Infusion de graines de fenouil :** Pour profiter des bienfaits du fenouil, vous pouvez préparer une infusion simple. Écrasez légèrement une cuillère à café de graines de fenouil pour libérer leurs huiles essentielles, puis versez de l'eau bouillante dessus. Laissez infuser pendant 10 à 15 minutes avant de filtrer et de boire. Cette infusion, consommée après les repas, aide à faciliter la digestion, particulièrement après un repas copieux ou riche en graisses.

- **Autres utilisations :** En plus des infusions, les graines de fenouil peuvent être mâchées directement après un repas pour rafraîchir l'haleine et stimuler la digestion. Le fenouil est également un excellent ajout aux plats cuisinés, en particulier dans les plats à base de poisson ou dans les salades, où il apporte une note douce et anisée tout en facilitant la digestion des autres aliments.

Mélisse : La douceur digestive

La mélisse (Melissa officinalis), parfois appelée "citronnelle" en raison de son léger parfum citronné, est une plante reconnue pour ses propriétés apaisantes et antispasmodiques. Elle est particulièrement utile pour les 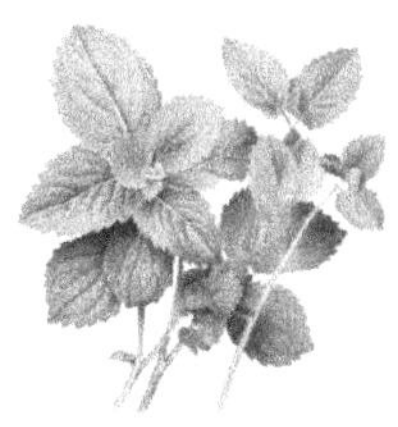 troubles digestifs d'origine nerveuse, où le stress ou l'anxiété provoquent des crampes abdominales, des nausées, ou même des troubles de l'appétit.

- **Infusion de mélisse :** Pour préparer une infusion, prenez une cuillère à soupe de feuilles séchées (ou une poignée de feuilles fraîches) de mélisse, et versez dessus de l'eau frémissante. Couvrez et laissez infuser pendant 10 à 15 minutes. Cette infusion est idéale à boire le soir, après le dîner, pour apaiser l'estomac et préparer le corps à une nuit de sommeil tranquille.

- **Autres utilisations :** La mélisse se marie bien avec d'autres plantes apaisantes comme la camomille ou la verveine, créant des mélanges harmonieux qui peuvent être consommés tout au long de la journée pour maintenir une digestion sereine. En cuisine, ses feuilles fraîches peuvent être ajoutées aux salades de fruits ou aux desserts pour une touche de fraîcheur et de légèreté.

Gingembre : Le tonique digestif

Le gingembre (Zingiber officinale) est l'une des plantes les plus étudiées et reconnues pour ses propriétés digestives. Originaire d'Asie, il est utilisé depuis des milliers d'années pour stimuler la digestion, prévenir les nausées et traiter une multitude de troubles digestifs. 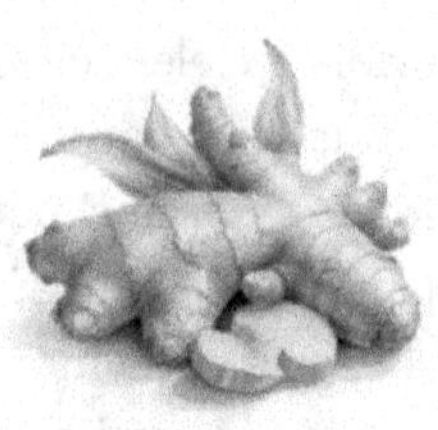 Le gingembre est particulièrement efficace pour stimuler la production de sucs gastriques, ce qui aide à une digestion plus rapide et plus efficace des aliments.

- **Décoction de gingembre :** Pour préparer une décoction, tranchez finement environ un centimètre de racine de gingembre frais et ajoutez-le à une tasse d'eau. Portez à ébullition, puis laissez mijoter pendant 10 à 15 minutes. Filtrez et buvez chaud. Cette décoction est idéale pour réchauffer l'estomac, surtout en hiver, ou pour soulager les nausées, qu'elles soient dues au mal des transports, à la grossesse, ou à une indigestion.

- **Autres utilisations :** En cuisine, le gingembre frais peut être râpé et ajouté à une multitude de plats, des sautés aux soupes, en passant par les marinades. Ses propriétés réchauffantes et stimulantes aident non seulement à rehausser les saveurs, mais aussi à faciliter la digestion des autres ingrédients. Le gingembre confit est également une délicieuse façon de profiter de ses bienfaits, tout en ajoutant une note sucrée et épicée à votre journée.

Combinaisons et recettes pratiques

Pour maximiser les bienfaits de ces plantes, il est souvent judicieux de les combiner. Voici quelques idées de recettes simples que vous pouvez intégrer à votre routine quotidienne :

- **Infusion apaisante à la mélisse et au fenouil** : Mélangez une cuillère à café de graines de fenouil écrasées avec une cuillère à soupe de feuilles de mélisse séchées. Infusez le tout dans une tasse d'eau bouillante pendant 10 à 15 minutes. Cette boisson est idéale pour apaiser les ballonnements et les crampes tout en calmant l'esprit après une journée stressante.

- **Décoction réchauffante au gingembre et à la menthe :** Préparez une décoction de gingembre comme décrit plus haut, et ajoutez-y une poignée de feuilles de menthe fraîche en fin de cuisson. Laissez infuser encore 5 minutes avant de filtrer. Cette boisson tonifiante est parfaite pour faciliter la digestion après un repas lourd ou pour prévenir les nausées matinales.

- **Huile digestive au fenouil et au gingembre :** Pour un massage abdominal apaisant, préparez une huile infusée en mélangeant des graines de fenouil et des tranches de gingembre dans de l'huile d'amande douce. Laissez macérer au soleil pendant une semaine, puis filtrez. Massez doucement votre ventre avec cette huile en mouvements circulaires pour soulager les douleurs digestives et stimuler la digestion.

Ces plantes, bien que simples, renferment des trésors de bienfaits pour votre système digestif. En les intégrant à votre quotidien, vous pouvez non seulement prévenir les inconforts courants comme les ballonnements ou les nausées, mais aussi soutenir votre système digestif de manière globale. En associant leurs propriétés, que ce soit par des infusions, des décoctions ou même des applications topiques, vous renforcez votre capacité à digérer, à assimiler et à éliminer les nutriments de manière plus efficace. Chaque plante offre une approche unique, mais ensemble, elles constituent un véritable arsenal pour votre santé digestive, accessible et naturel. En choisissant ces alliées végétales, vous prenez soin de votre bien-être de manière douce, respectueuse et profondément enracinée dans la sagesse de la nature.

Plantes pour le système immunitaire : renforcer votre défense naturelle

Le système immunitaire est notre bouclier contre les infections et les maladies. Il agit en silence, jour après jour, pour identifier et neutraliser les agents pathogènes, qu'il s'agisse de virus, de bactéries ou de champignons. Cependant, ce système complexe peut parfois s'affaiblir sous l'effet du stress, de la fatigue, ou d'une mauvaise alimentation. Pour le soutenir et renforcer ses défenses, la nature nous offre des plantes aux propriétés immunostimulantes, capables d'aider notre corps à mieux se défendre. Explorons ensemble trois plantes incontournables pour stimuler et renforcer votre système immunitaire : l'échinacée, le thym, et l'astragale.

Échinacée : Le renfort contre les infections

L'échinacée (Echinacea purpurea) est probablement l'une des plantes les plus connues pour renforcer le système immunitaire. Originaire d'Amérique du Nord, cette plante était déjà utilisée par les Amérindiens pour traiter les infections et les blessures. 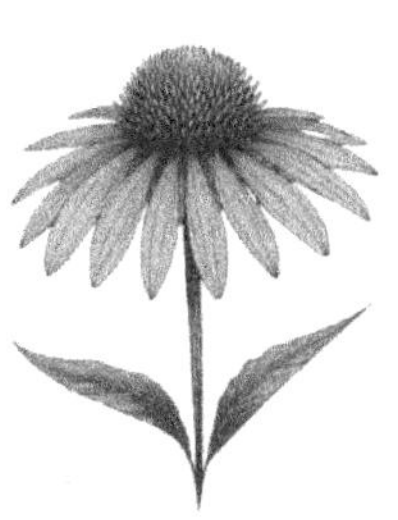 Aujourd'hui, l'échinacée est largement reconnue pour ses propriétés immunostimulantes, notamment sa capacité à augmenter la production de globules blancs, ces cellules clés dans la lutte contre les infections.

- **Infusion d'échinacée :** Pour préparer une infusion d'échinacée, utilisez une cuillère à soupe de racines séchées ou deux cuillères à soupe de parties aériennes séchées (fleurs et feuilles). Ajoutez-les à une tasse d'eau bouillante, couvrez, et laissez infuser pendant 10 à 15 minutes. Buvez cette infusion à titre préventif lors des saisons froides ou dès les premiers signes d'infection. Elle peut aider à réduire la durée et la gravité des symptômes du rhume et de la grippe.

- **Teinture d'échinacée :** Pour un usage plus concentré, vous pouvez opter pour la teinture d'échinacée. Prendre 20 à 30 gouttes dans un peu d'eau trois fois par jour dès les premiers symptômes d'une infection permet de mobiliser rapidement les défenses de l'organisme.

Thym : L'antiseptique naturel

Le thym (Thymus vulgaris), cette petite plante aromatique souvent utilisée en cuisine, est également un puissant allié du système immunitaire. Le thym est riche en composés phénoliques, tels que le thymol et le carvacrol, qui possèdent des propriétés antiseptiques et antivirales. Il est particulièrement efficace pour traiter les infections respiratoires, comme les rhumes, les bronchites, et les maux de gorge.

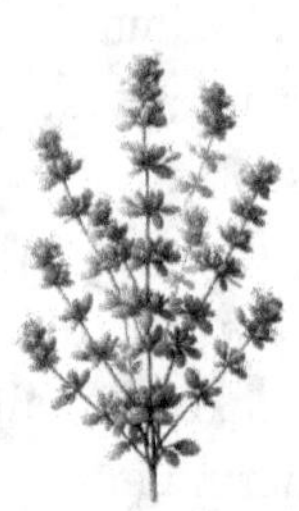

- **Infusion de thym :** Pour préparer une infusion de thym, ajoutez une cuillère à soupe de feuilles de thym séchées dans une tasse d'eau bouillante, puis laissez infuser pendant 10 minutes. Buvez cette infusion chaude pour apaiser la gorge, dégager les voies respiratoires et stimuler votre système immunitaire. Le thym peut être pris dès les premiers signes de refroidissement pour prévenir une aggravation des symptômes.

- **Gargarisme au thym :** En cas de mal de gorge, un gargarisme avec une infusion concentrée de thym peut être très efficace. Préparez une infusion forte en utilisant deux cuillères à soupe de thym pour une tasse d'eau, laissez refroidir légèrement, puis faites des gargarismes plusieurs fois par jour pour désinfecter la gorge et soulager l'inflammation.

Astragale : Le tonifiant immunitaire

L'astragale (Astragalus membranaceus) est une plante adaptogène originaire de Chine, où elle est utilisée depuis des millénaires dans la médecine traditionnelle chinoise pour renforcer le Qi, l'énergie vitale.

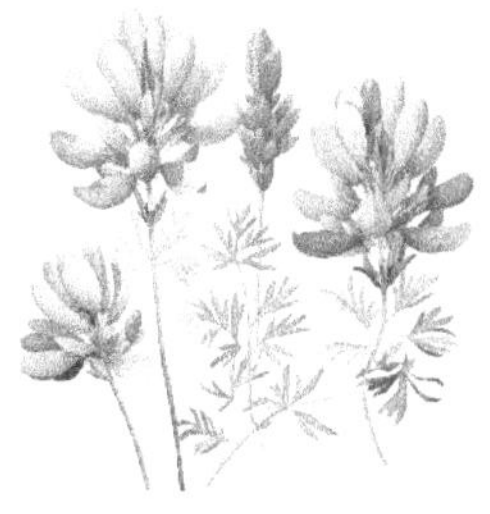

L'astragale est particulièrement prisée pour sa capacité à tonifier le système immunitaire sur le long terme, augmentant ainsi la résistance générale du corps aux infections. Contrairement à l'échinacée, qui est surtout utilisée de manière ponctuelle, l'astragale peut être prise en cure préventive pendant plusieurs semaines ou mois.

- **Décoction d'astragale :** Pour préparer une décoction d'astragale, ajoutez deux cuillères à soupe de racine d'astragale séchée dans un litre d'eau. Portez à ébullition, puis laissez mijoter à feu doux pendant 30 à 45 minutes. Cette décoction peut être consommée quotidiennement pendant les saisons froides pour renforcer l'immunité et prévenir les infections.

- **Utilisation en cuisine :** L'astragale peut également être incorporée dans vos soupes et bouillons. Ajoutez quelques tranches de racine d'astragale dans votre potage ou ragoût pour un effet tonifiant. Cette méthode traditionnelle permet de profiter des bienfaits de la plante tout en enrichissant la saveur de vos plats.

Conseils pratiques pour renforcer votre immunité au quotidien

En plus d'intégrer ces plantes dans votre routine, voici quelques conseils pratiques pour tirer le meilleur parti de leurs propriétés immunostimulantes :

- **Cures préventives :** Pour renforcer votre système immunitaire, envisagez des cures préventives. Par exemple, une cure d'échinacée pendant 2 à 3 semaines au début de l'automne peut préparer votre corps à affronter l'hiver. De même, une cure d'astragale sur plusieurs semaines peut aider à prévenir les infections saisonnières.

- **Alternance et combinaison des plantes :** Il peut être bénéfique d'alterner ou de combiner ces plantes pour un effet synergique. Par exemple, vous pouvez commencer votre journée avec une décoction d'astragale, puis consommer une infusion de thym en milieu de journée, et terminer par une infusion d'échinacée le soir. Cette approche permet de stimuler différentes facettes de votre système immunitaire.

- **Écoute de votre corps :** Enfin, il est essentiel d'être à l'écoute de votre corps. Si vous ressentez les premiers signes d'un refroidissement, n'attendez pas pour réagir. Prenez immédiatement une infusion d'échinacée ou de thym pour donner à votre corps le coup de pouce nécessaire pour combattre l'infection dès ses débuts.

Ces plantes, utilisées avec sagesse, constituent un véritable arsenal naturel pour renforcer vos défenses immunitaires. En les intégrant dans votre vie quotidienne, vous pouvez non seulement prévenir les maladies courantes mais aussi favoriser un état de santé général plus robuste.

Chaque plante offre une approche unique pour soutenir le système immunitaire, et ensemble, elles créent une synergie puissante pour vous aider à rester en forme tout au long de l'année. En choisissant ces remèdes naturels, vous prenez soin de votre corps de manière douce, respectueuse et profondément alignée avec les rythmes de la nature.

5. LES PLANTES POUR LA SANTE MENTALE ET EMOTIONNELLE

Apaiser l'anxiété et le stress : les alliées végétales

Dans notre société moderne, où le rythme effréné de la vie quotidienne peut facilement conduire à un état de stress chronique ou d'anxiété, il est essentiel de trouver des moyens naturels pour apaiser l'esprit et calmer les tensions.

Les plantes médicinales, utilisées depuis des siècles pour leur capacité à équilibrer le système nerveux, offrent des solutions douces mais efficaces pour favoriser la relaxation et la sérénité. Dans cette section, je vous invite à découvrir trois plantes incontournables pour apaiser l'anxiété et le stress : la valériane, la passiflore, et le millepertuis.

Valériane : L'apaisante du soir

La valériane (Valeriana officinalis) est souvent surnommée la "valium de la nature", en raison de ses puissantes propriétés calmantes. Cette plante, utilisée depuis l'Antiquité, est particulièrement efficace pour traiter les troubles du sommeil et apaiser l'anxiété. La 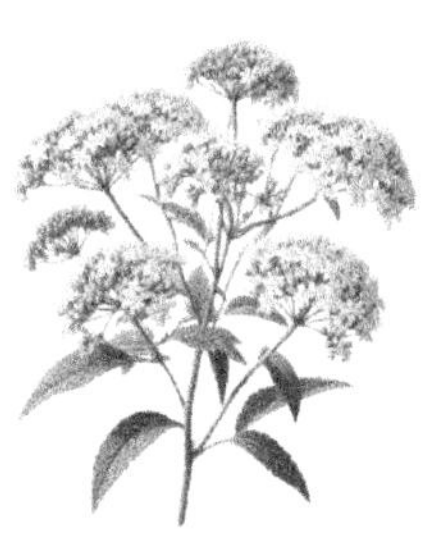 racine de valériane contient des composés actifs, tels que les valépotriates et les acides valéréniques, qui agissent directement sur le système nerveux central, aidant à réduire l'agitation et à favoriser un état de relaxation profonde.

- **Infusion de valériane :** Pour préparer une infusion de valériane, prenez une cuillère à café de racine séchée et versez dessus une tasse d'eau bouillante. Couvrez et laissez infuser pendant 10 à 15 minutes. Cette infusion, à consommer environ une heure avant le coucher, aide à calmer l'esprit et à faciliter l'endormissement. Elle peut également être utile en cas de nervosité ou de stress aigu.

- **Teinture de valériane :** Pour une action plus concentrée, la teinture de valériane est une excellente option. Prenez 20 à 30 gouttes dans un peu d'eau avant de vous coucher pour un effet apaisant et une nuit de sommeil plus réparatrice. La teinture peut également être utilisée en journée, à plus faible dose, pour calmer les nerfs sans provoquer de somnolence excessive.

Passiflore : La sérénité retrouvée

La passiflore (Passiflora incarnata) est une plante grimpante aux fleurs délicates, souvent utilisée pour ses effets tranquillisants. Elle est particulièrement utile pour les personnes qui ressentent de l'anxiété accompagnée de 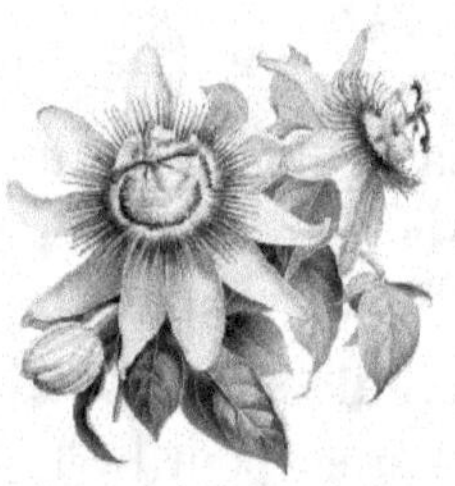 symptômes physiques, tels que les palpitations, les tensions musculaires, ou l'irritabilité. Les alcaloïdes et flavonoïdes présents dans la passiflore agissent en synergie pour augmenter les niveaux de GABA, un neurotransmetteur qui inhibe l'excitation neuronale, induisant ainsi un état de calme et de détente.

- **Infusion de passiflore :** Pour préparer une infusion, versez une tasse d'eau bouillante sur une cuillère à soupe de feuilles séchées de passiflore, couvrez, et laissez infuser pendant 10 à 15 minutes. Cette infusion est idéale à consommer en fin d'après-midi ou en début de soirée pour dissiper le stress accumulé au cours de la journée et préparer le corps à un sommeil réparateur.

- **Compléments alimentaires :** La passiflore est également disponible sous forme de compléments alimentaires, souvent en association avec d'autres plantes relaxantes comme la valériane ou le houblon. Ces compléments, pris régulièrement, peuvent aider à rééquilibrer le système nerveux et à réduire l'anxiété de manière durable.

Millepertuis : L'équilibrant naturel

Le millepertuis (Hypericum perforatum) est une plante particulièrement connue pour son efficacité dans le traitement de la dépression légère à modérée. Toutefois, ses propriétés vont au-delà, 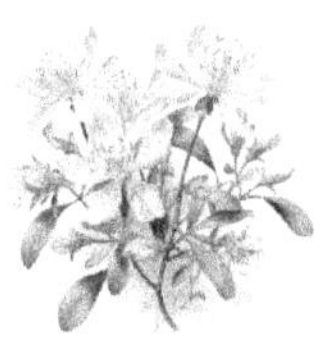 car il aide également à réduire l'anxiété et à stabiliser l'humeur. Le millepertuis agit en augmentant les niveaux de sérotonine, de dopamine, et de noradrénaline dans le cerveau, des neurotransmetteurs associés au bien-être et à la régulation de l'humeur.

- **Infusion de millepertuis :** Pour une infusion, utilisez une cuillère à café de fleurs séchées de millepertuis par tasse d'eau bouillante. Laissez infuser pendant 10 minutes, puis filtrez. Cette infusion peut être consommée une à deux fois par jour pour aider à équilibrer l'humeur et à apaiser les tensions nerveuses. Attention toutefois, le millepertuis peut interagir avec certains médicaments, notamment les antidépresseurs, les contraceptifs oraux, et les anticoagulants.

- **Compléments de millepertuis :** Sous forme de gélules ou de comprimés, le millepertuis est souvent utilisé en cure de plusieurs semaines pour stabiliser l'humeur et réduire les symptômes de l'anxiété. Il est recommandé de suivre les doses prescrites sur les compléments, et d'éviter une exposition prolongée au soleil pendant le traitement, car le millepertuis peut augmenter la sensibilité de la peau aux UV.

Conseils pour une utilisation optimale

En plus de connaître ces plantes, il est important de savoir comment les intégrer efficacement dans votre routine quotidienne pour maximiser leurs bienfaits :

- **Cures ciblées** : Si vous souffrez de stress chronique, envisagez une cure de valériane ou de passiflore pendant 2 à 3 semaines, en prenant des infusions ou des teintures chaque jour pour rééquilibrer votre système nerveux. Le millepertuis, en raison de son effet cumulatif, est plus efficace lorsqu'il est pris sur une période prolongée, généralement de 6 à 8 semaines.

- **Associations de plantes** : Pour un effet synergique, n'hésitez pas à associer plusieurs plantes. Par exemple, une infusion de passiflore et de valériane peut offrir un puissant effet relaxant en fin de journée, tandis qu'une cure de millepertuis en journée peut aider à stabiliser l'humeur sur le long terme.

- **Écoutez votre corps** : Enfin, soyez à l'écoute de votre corps. Si vous ressentez une amélioration rapide de votre état de stress ou d'anxiété, ajustez les doses ou la fréquence d'utilisation pour maintenir un équilibre sans risquer une dépendance. L'objectif est de retrouver une sérénité durable, sans recourir à des doses excessives.

Ces plantes, riches en bienfaits, offrent des solutions naturelles et efficaces pour apaiser l'anxiété et le stress. En les utilisant avec discernement et régularité, vous pouvez non seulement soulager les symptômes immédiats, mais aussi renforcer votre résilience face aux tensions quotidiennes. Que ce soit sous forme de tisanes, de teintures, ou de compléments, ces alliées végétales vous accompagnent sur le chemin de la sérénité et de l'équilibre intérieur, en harmonie avec la sagesse de la nature.

Plantes pour améliorer le sommeil

Le sommeil est un pilier fondamental de notre bien-être, essentiel à notre santé physique et mentale. Pourtant, beaucoup d'entre nous rencontrent des difficultés à s'endormir, à maintenir un sommeil réparateur, ou à éviter les réveils nocturnes. Heureusement, la nature nous offre des solutions douces et efficaces pour retrouver un sommeil de qualité.

Dans cette section, nous allons explorer trois plantes incontournables pour améliorer le sommeil : la camomille, la mélisse, et la lavande. Ces plantes, connues pour leurs propriétés apaisantes, peuvent être intégrées facilement dans votre routine du coucher pour favoriser un endormissement paisible et un sommeil profond.

Camomille : La douceur au service de votre sommeil

La camomille (Matricaria chamomilla) est l'une des plantes les plus populaires pour améliorer la qualité du sommeil. Reconnue pour ses propriétés calmantes, la camomille aide à réduire l'anxiété et à apaiser les tensions, ce qui en fait 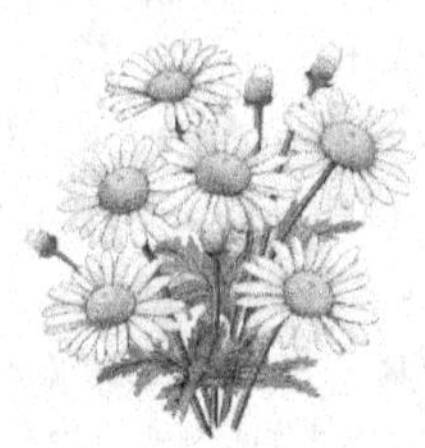 un choix idéal pour ceux qui ont du mal à s'endormir. La camomille agit principalement en relaxant les muscles et en calmant le système nerveux, ce qui permet de favoriser un état de détente propice à l'endormissement.

- **Infusion de camomille :** Pour profiter pleinement des bienfaits de la camomille, préparez une infusion en utilisant une à deux cuillères à café de fleurs séchées pour une tasse d'eau chaude. Laissez infuser pendant 10 à 15 minutes, puis buvez cette tisane environ 30 minutes avant le coucher. Non seulement cette infusion favorise l'endormissement, mais elle aide également à prolonger un sommeil profond et réparateur

- **Bain à la camomille :** Un bain à la camomille avant de se coucher peut encore amplifier ses effets apaisants. Préparez une infusion concentrée et ajoutez-la à votre bain chaud. Ce rituel aide non seulement à calmer l'esprit, mais aussi à détendre les muscles, créant une atmosphère de tranquillité parfaite pour glisser doucement vers le sommeil.

Mélisse : La tranquillité retrouvée

La mélisse (Melissa officinalis) est une plante aux propriétés calmantes et antispasmodiques, particulièrement efficace pour les personnes dont le sommeil est perturbé par le stress ou l'anxiété. En plus de ses effets relaxants sur le système nerveux, la mélisse est 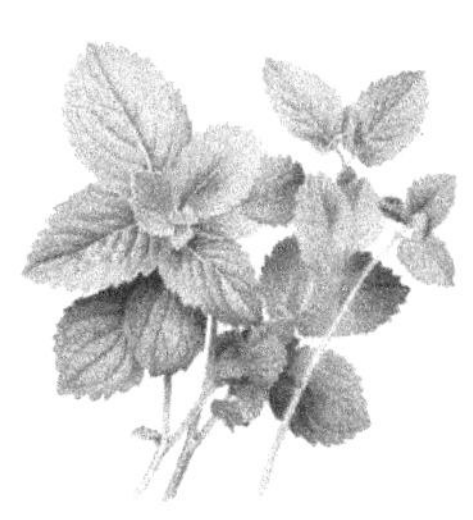 connue pour améliorer l'humeur, ce qui peut être particulièrement bénéfique pour ceux qui ont des difficultés à s'endormir en raison de pensées agitées ou de préoccupations mentales. Elle aide à apaiser l'esprit tout en relaxant le corps, facilitant ainsi un endormissement naturel.

- **Infusion de mélisse :** Pour préparer une infusion de mélisse, versez une tasse d'eau chaude sur une cuillère à soupe de feuilles séchées, couvrez, et laissez infuser pendant 10 minutes. Buvez cette tisane une heure avant le coucher pour aider à apaiser l'esprit et à calmer les pensées agitées qui peuvent retarder l'endormissement.

- **Compléments alimentaires :** La mélisse est également disponible sous forme de gélules ou d'extraits liquides, souvent en combinaison avec d'autres plantes relaxantes. Ces compléments peuvent être pris en cure pour aider à rétablir un sommeil régulier, notamment en cas de stress prolongé.

Lavande : Le parfum de la sérénité

La lavande (Lavandula angustifolia) est non seulement connue pour son parfum envoûtant, mais aussi pour ses puissantes propriétés apaisantes. Utilisée en aromathérapie et en phytothérapie, la lavande aide à calmer le système 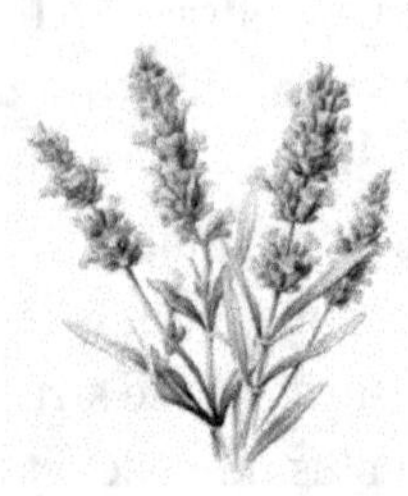 nerveux et à favoriser un sommeil profond et réparateur. Elle est particulièrement efficace pour réduire les insomnies et les réveils nocturnes en apaisant l'esprit et en créant un environnement de sommeil propice. De plus, la lavande possède des propriétés antidépressives légères, ce qui peut aider à améliorer l'humeur et à combattre les troubles du sommeil liés à l'anxiété.

- **Infusion de lavande :** Pour une tisane relaxante, ajoutez une cuillère à café de fleurs de lavande séchées à une tasse d'eau bouillante. Laissez infuser pendant 5 à 10 minutes, puis filtrez. Boire cette infusion avant le coucher vous aide à calmer les nerfs et à préparer votre corps à un sommeil réparateur.

- **Diffuseur d'huiles essentielles :** En aromathérapie, l'huile essentielle de lavande est l'une des plus utilisées pour favoriser le sommeil. Vous pouvez ajouter quelques gouttes d'huile essentielle de lavande à un diffuseur dans votre chambre une heure avant de vous coucher. L'odeur douce et apaisante de la lavande crée une atmosphère propice à la détente et à un sommeil profond.

Recettes pratiques pour une nuit paisible

Voici quelques recettes simples pour intégrer ces plantes dans votre routine du soir et maximiser leurs bienfaits :

- **Tisane nocturne aux trois plantes :** Pour une tisane particulièrement efficace, mélangez à parts égales des fleurs de camomille, des feuilles de mélisse, et des fleurs de lavande. Utilisez une cuillère à soupe de ce mélange pour une tasse d'eau bouillante, laissez infuser pendant 10 minutes, puis buvez cette tisane environ 30 minutes avant d'aller vous coucher. Cette combinaison favorise la relaxation complète du corps et de l'esprit, facilitant ainsi un endormissement rapide et un sommeil continu.

- **Brume d'oreiller à la lavande :** Pour créer une brume d'oreiller apaisante, mélangez 10 gouttes d'huile essentielle de lavande dans 50 ml d'eau distillée. Versez ce mélange dans un flacon pulvérisateur et vaporisez légèrement votre oreiller avant de vous coucher. L'inhalation de lavande tout au long de la nuit aide à maintenir un état de relaxation et à éviter les réveils nocturnes.

- **Bain relaxant à la mélisse et à la camomille :** Préparez une infusion concentrée avec deux poignées de feuilles de mélisse et de fleurs de camomille. Ajoutez cette infusion à l'eau de votre bain chaud et plongez-y pendant 20 minutes avant de vous coucher. Ce bain relaxant aide à apaiser les muscles fatigués et à calmer l'esprit, créant ainsi les conditions idéales pour une nuit de sommeil profonde et réparatrice.

Conseils pour intégrer ces plantes dans votre routine du coucher

Pour maximiser les effets bénéfiques de ces plantes, voici quelques conseils pratiques :

Régularité : Consommez les tisanes de camomille, de mélisse, ou de lavande régulièrement, idéalement chaque soir, pour aider votre corps à associer ces plantes à la relaxation et au sommeil. Une routine régulière permet d'entraîner votre corps à se détendre plus facilement.

Ambiance propice au sommeil : Créez un environnement propice au sommeil dans votre chambre. Utilisez des diffuseurs d'huiles essentielles de lavande, tamisez les lumières, et assurez-vous que la pièce est fraîche et bien ventilée. Ces petites habitudes, combinées aux bienfaits des plantes, favoriseront un endormissement rapide et un sommeil de meilleure qualité.

Écoutez votre corps : Enfin, soyez à l'écoute de votre corps. Si une plante semble particulièrement efficace pour vous, n'hésitez pas à l'intégrer davantage dans votre routine. Chaque personne réagit différemment, et trouver la combinaison qui fonctionne le mieux pour vous est essentiel pour profiter pleinement des bienfaits de ces plantes.

Ces plantes, utilisées avec soin et régularité, peuvent transformer votre routine du soir en un véritable rituel de détente, favorisant un sommeil paisible et réparateur. En intégrant la camomille, la mélisse, et la lavande dans votre vie quotidienne, vous offrez à votre corps et à votre esprit les moyens naturels de se ressourcer pleinement, nuit après nuit.

Harmoniser vos émotions grâce aux plantes

Les émotions sont au cœur de notre expérience humaine. Elles façonnent notre perception du monde, influencent nos décisions, et affectent profondément notre bien-être mental et physique.

Cependant, lorsque nos émotions sont déséquilibrées, que ce soit en raison du stress, de l'anxiété, ou de la fatigue, elles peuvent devenir accablantes et nuire à notre qualité de vie. Heureusement, la nature met à notre disposition des plantes aux propriétés exceptionnelles pour aider à harmoniser nos émotions et à soutenir notre santé mentale.

Parmi celles-ci, nous nous concentrerons sur deux plantes particulièrement efficaces : le rhodiola et l'ashwagandha. Ces plantes aident non seulement à gérer le stress, mais aussi à favoriser un état d'esprit équilibré et résilient.

Rhodiola : La force dans l'équilibre

La rhodiola (Rhodiola rosea) est une plante adaptogène remarquable, originaire des régions froides de l'Europe et de l'Asie. Utilisée depuis des siècles pour améliorer la résistance physique et mentale, la rhodiola aide le corps à s'adapter au stress en 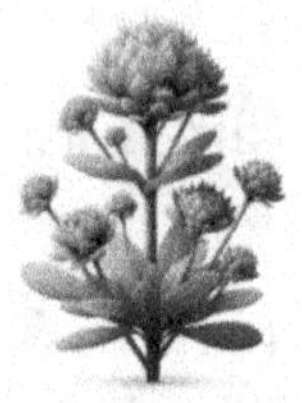 régulant la production de cortisol, l'hormone du stress. Elle est particulièrement utile pour ceux qui se sentent épuisés par les exigences de la vie quotidienne, offrant un soutien pour retrouver équilibre et énergie.

- **Infusion de rhodiola :** Bien que la rhodiola soit souvent consommée sous forme de compléments alimentaires, elle peut également être préparée en infusion. Utilisez une cuillère à café de racine séchée de rhodiola pour une tasse d'eau chaude, laissez infuser pendant 15 à 20 minutes, puis filtrez. Cette infusion, consommée le matin ou en début d'après-midi, aide à renforcer la résilience face aux stress quotidiens tout en apportant un effet énergisant doux, sans excès de nervosité.

- **Compléments de rhodiola :** Pour un usage plus pratique, la rhodiola est souvent disponible sous forme de gélules ou d'extraits standardisés. Ces compléments, pris régulièrement, sont particulièrement efficaces pour améliorer l'endurance mentale, réduire la fatigue liée au stress, et stabiliser les humeurs fluctuantes. La rhodiola peut aussi aider à améliorer la concentration et la mémoire, ce qui est précieux lors de périodes de surcharge mentale.

Ashwagandha : L'enracinement pour l'esprit

L'ashwagandha (Withania somnifera) est une autre plante adaptogène, largement utilisée dans la médecine ayurvédique pour ses effets équilibrants et tonifiants. Connue sous le nom de "ginseng indien", l'ashwagandha aide à  stabiliser l'humeur, à réduire l'anxiété, et à favoriser un état d'esprit serein. Elle agit en régulant les systèmes endocrinien et nerveux, ce qui aide le corps à mieux faire face au stress tout en réduisant la production de cortisol.

- **Infusion d'ashwagandha :** Préparez une infusion en utilisant une cuillère à café de racine d'ashwagandha séchée dans une tasse d'eau bouillante. Laissez infuser pendant 10 à 15 minutes. Cette tisane, consommée en soirée, aide à calmer l'esprit, favoriser la relaxation, et préparer le corps à un sommeil réparateur. L'ashwagandha est particulièrement bénéfique pour ceux qui ressentent une fatigue mentale ou émotionnelle intense, en aidant à retrouver un sentiment d'ancrage et de stabilité.

- **Compléments d'ashwagandha :** Comme la rhodiola, l'ashwagandha est également disponible sous forme de compléments alimentaires, souvent sous forme de capsules ou de poudre. Prise régulièrement, l'ashwagandha aide à réguler les émotions, à améliorer la résilience face aux stress, et à favoriser un état d'esprit plus équilibré et serein.

Utilisation des plantes pour un esprit équilibré

Ces plantes, lorsqu'elles sont utilisées de manière judicieuse, peuvent jouer un rôle clé dans l'équilibre émotionnel. Que vous choisissiez la rhodiola pour sa capacité à améliorer la résilience face au stress, ou l'ashwagandha pour son effet stabilisant et apaisant,, chacune de ces plantes apporte un soutien unique à votre bien-être mental.

Combinaisons et régularité : En fonction de vos besoins, vous pouvez choisir de combiner plusieurs de ces plantes pour un effet synergique. Par exemple, une cure d'ashwagandha et de rhodiola peut être particulièrement efficace pour ceux qui cherchent à augmenter leur endurance mentale tout en réduisant l'anxiété.

Écoute de soi : Comme pour tout remède naturel, il est important d'être à l'écoute de son corps et de ses besoins. Chaque personne réagit différemment aux plantes, et il peut être nécessaire d'ajuster les doses ou la fréquence d'utilisation en fonction de vos ressentis.

Grâce à ces alliées végétales, il est possible d'harmoniser vos émotions et de renforcer votre résilience face aux défis du quotidien. En intégrant ces plantes dans votre routine, vous pouvez non seulement équilibrer votre état d'esprit, mais aussi favoriser un bien-être mental global, vous aidant à naviguer les hauts et les bas de la vie avec une plus grande sérénité et une stabilité retrouvée. Ces plantes offrent une approche douce et naturelle pour soutenir votre santé mentale, en harmonie avec les forces bienveillantes de la nature.

6. LES PLANTES POUR LA BEAUTE NATURELLE

Prendre soin de votre peau : les secrets des plantes

La peau, notre plus grand organe, reflète non seulement notre santé intérieure, mais aussi notre mode de vie. Exposée quotidiennement aux agressions extérieures, elle mérite une attention particulière pour rester saine, éclatante et équilibrée.

Les plantes, riches en nutriments, vitamines et antioxydants, offrent des solutions naturelles pour entretenir et réparer la peau.

Ici, nous nous concentrerons sur trois plantes incontournables pour prendre soin de votre peau : l'aloe vera, le calendula, et l'hamamélis. Chacune de ces plantes possède des propriétés uniques qui peuvent être intégrées dans des soins quotidiens adaptés à tous les types de peau.

Aloe Vera : L'hydratation en profondeur

L'aloe vera (Aloe barbadensis) est sans doute l'une des plantes les plus célèbres pour les soins de la peau. Utilisée depuis l'Antiquité pour ses vertus hydratantes et cicatrisantes, l'aloe vera est un véritable trésor de la nature pour la beauté et la santé de la peau. Son 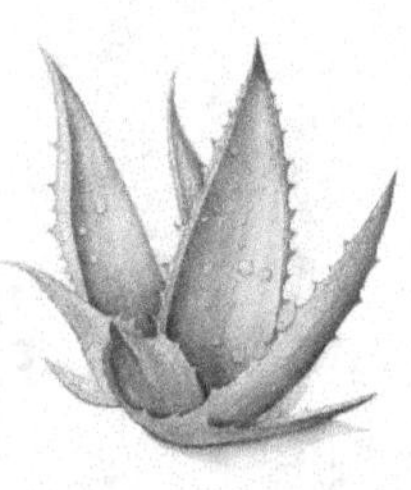 gel, extrait des feuilles charnues de la plante, est riche en vitamines A, C, E, et B, ainsi qu'en minéraux et en acides aminés, qui sont essentiels pour nourrir la peau en profondeur.

- **Propriétés hydratantes :** Le gel d'aloe vera est un hydratant naturel exceptionnel. Il pénètre rapidement dans la peau, l'hydratant sans laisser de film gras, ce qui en fait un choix idéal pour tous les types de peau, y compris les peaux grasses. En plus de ses propriétés hydratantes, l'aloe vera aide à maintenir l'équilibre du pH de la peau, tout en apaisant les irritations et en réduisant les rougeurs.

- **Recette de lotion hydratante :** Pour créer une lotion hydratante simple, mélangez une demi-tasse de gel d'aloe vera pur avec une cuillère à soupe d'huile de coco et quelques gouttes d'huile essentielle de lavande. Appliquez cette lotion matin et soir sur le visage et le corps pour une hydratation durable et une peau apaisée. Cette lotion est particulièrement bénéfique après une exposition au soleil ou sur les peaux sensibles.

Calendula : La plante réparatrice

Le calendula (Calendula officinalis), également connu sous le nom de souci, est une plante aux propriétés réparatrices et anti-inflammatoires puissantes. Utilisé depuis des siècles pour traiter les 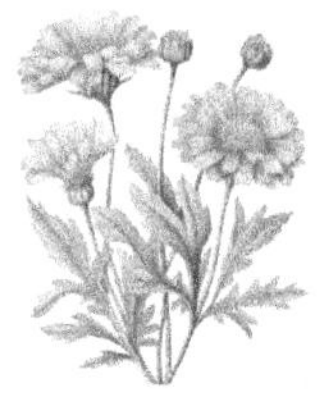 affections cutanées, le calendula est riche en flavonoïdes, caroténoïdes, et saponines, qui contribuent à accélérer la cicatrisation des plaies, à apaiser les irritations et à revitaliser la peau.

- **Propriétés apaisantes et réparatrices :** Le calendula est particulièrement efficace pour les peaux sensibles ou irritées. Il aide à calmer les inflammations, à réduire les rougeurs, et à cicatriser les petites blessures ou les éruptions cutanées. Le calendula est également utilisé pour traiter les coups de soleil, l'eczéma, et les démangeaisons, offrant un soulagement rapide et durable.

- **Recette de baume réparateur :** Pour préparer un baume réparateur au calendula, faites fondre deux cuillères à soupe de cire d'abeille avec quatre cuillères à soupe d'huile d'amande douce au bain-marie. Ajoutez ensuite deux cuillères à soupe de fleurs de calendula séchées et laissez infuser à feu doux pendant 30 minutes. Filtrez et versez le mélange dans un petit pot. Ce baume peut être appliqué sur les zones irritées, les gerçures, ou les coupures pour favoriser une guérison rapide et apaiser la peau.

Hamamélis : L'éclat retrouvé

L'hamamélis (Hamamelis virginiana) est une plante aux vertus astringentes et purifiantes, idéale pour les peaux mixtes à grasses. Riche en tanins et en antioxydants, l'hamamélis aide à resserrer les pores, 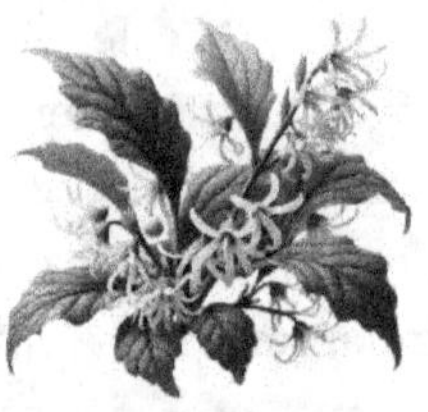 à tonifier la peau, et à réduire l'excès de sébum, tout en apaisant les inflammations. C'est un excellent choix pour ceux qui cherchent à équilibrer leur peau tout en conservant un teint lumineux et uniforme.

- **Propriétés purifiantes et astringentes :** L'hamamélis est particulièrement recommandé pour les peaux sujettes aux imperfections. Il aide à réduire l'apparence des pores dilatés, à réguler la production de sébum, et à prévenir les éruptions cutanées. De plus, grâce à ses propriétés apaisantes, il peut également être utilisé pour calmer les rougeurs et les irritations.

- **Recette de tonique purifiant :** Pour un tonique purifiant maison, mélangez une demi-tasse d'eau distillée avec une demi-tasse d'hydrolat d'hamamélis. Ajoutez quelques gouttes d'huile essentielle de tea tree pour renforcer l'effet purifiant. Appliquez ce tonique matin et soir à l'aide d'un coton sur une peau propre pour resserrer les pores, équilibrer le teint, et réduire l'excès de sébum. Ce tonique est parfait pour rafraîchir la peau tout au long de la journée et maintenir un teint éclatant.

Intégrer ces plantes dans votre routine de soins

Ces trois plantes offrent une multitude de bienfaits pour la peau, quel que soit votre type de peau ou vos préoccupations spécifiques. En intégrant l'aloe vera, le calendula, et l'hamamélis dans votre routine de soins, vous pouvez non seulement améliorer l'apparence de votre peau, mais aussi renforcer sa santé globale.

Pour maximiser les effets de ces plantes, intégrez-les dans votre routine quotidienne. Utilisez le gel d'aloe vera comme hydratant de base, appliquez le baume au calendula sur les zones sensibles ou abîmées, et terminez avec le tonique à l'hamamélis pour purifier et tonifier votre peau. Cette routine complète, à base de plantes, nourrit la peau en profondeur, la protège des agressions extérieures, et maintient son éclat naturel.

N'hésitez pas à personnaliser vos soins en fonction de vos besoins spécifiques. Par exemple, si vous avez une peau particulièrement sèche, vous pouvez ajouter une huile nourrissante comme l'huile d'argan à votre lotion à l'aloe vera. Si vous avez une peau mixte, vous pouvez utiliser le tonique à l'hamamélis uniquement sur la zone T pour contrôler l'excès de sébum tout en hydratant les zones plus sèches avec le gel d'aloe vera.

Ces plantes, simples mais puissantes, sont des alliées précieuses pour maintenir une peau saine, éclatante et équilibrée. Que vous les utilisiez sous forme de lotions, de baumes, ou de toniques, l'aloe vera, le calendula, et l'hamamélis vous offrent des solutions naturelles et efficaces pour prendre soin de votre peau au quotidien. En choisissant ces remèdes végétaux, vous privilégiez une approche douce et respectueuse, en harmonie avec la nature, pour révéler la beauté naturelle de votre peau.

Les cheveux : brillance et vitalité grâce à l'herboristerie

Les cheveux sont souvent considérés comme un reflet de notre santé générale et de notre vitalité. Leur éclat, leur force, et leur densité peuvent être influencés par de nombreux facteurs, notamment l'alimentation, le stress, et les soins que nous leur apportons.

Pour celles et ceux qui cherchent à améliorer l'apparence et la santé de leurs cheveux de manière naturelle, l'herboristerie offre une multitude de solutions efficaces.

Nous explorerons trois plantes particulièrement bénéfiques pour les cheveux : l'ortie, le romarin, et le henné. Ces plantes sont réputées pour leur capacité à renforcer les cheveux, à prévenir leur chute, et à traiter les cuirs chevelus sensibles.

Je vais également vous partager des recettes de rinçages capillaires, de masques, et de sérums naturels pour intégrer ces plantes dans une routine capillaire saine et efficace.

Ortie : La plante fortifiante

L'ortie (Urtica dioica) est une plante riche en vitamines, minéraux, et antioxydants, qui en fait un allié puissant pour renforcer les cheveux et stimuler leur croissance. Connue pour sa haute teneur en silice, en fer, et en zinc, l'ortie aide à nourrir le 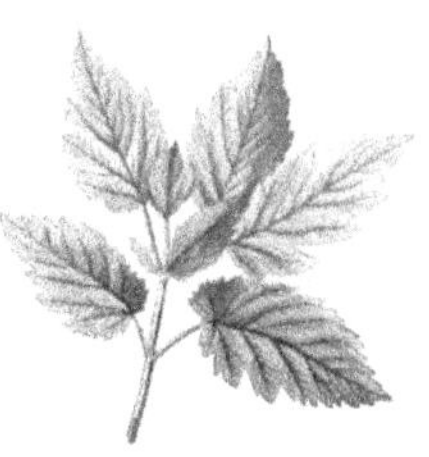 cuir chevelu et les follicules pileux, favorisant ainsi des cheveux plus forts, plus denses, et moins sujets à la chute.

- **Propriétés fortifiantes :** L'ortie est particulièrement efficace pour combattre la chute des cheveux et stimuler leur croissance. En appliquant régulièrement des infusions d'ortie sur le cuir chevelu, vous pouvez améliorer la circulation sanguine, ce qui permet une meilleure absorption des nutriments essentiels par les follicules pileux. De plus, les propriétés anti-inflammatoires de l'ortie aident à apaiser les cuirs chevelus irrités et à réduire les pellicules.

- **Recette de rinçage fortifiant :** Pour préparer un rinçage capillaire à l'ortie, faites infuser une poignée de feuilles d'ortie séchées dans un litre d'eau bouillante pendant 20 minutes. Laissez refroidir, puis utilisez ce rinçage après votre shampooing habituel. Massez doucement le cuir chevelu pour bien faire pénétrer les actifs de l'ortie, puis rincez à l'eau tiède. Ce traitement, utilisé régulièrement, aide à renforcer les cheveux et à stimuler leur croissance naturelle.

Romarin : La brillance retrouvée

Le romarin (Rosmarinus officinalis) est une plante aromatique connue non seulement pour ses propriétés culinaires, mais aussi pour ses bienfaits capillaires. Le romarin est particulièrement apprécié pour sa capacité à stimuler la circulation sanguine 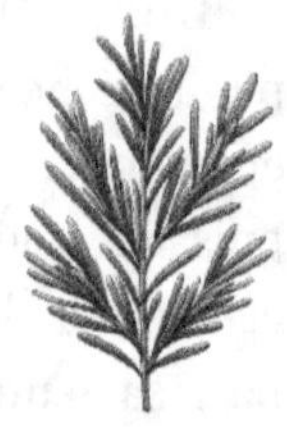 au niveau du cuir chevelu, ce qui favorise la croissance des cheveux tout en leur apportant brillance et vitalité. De plus, ses propriétés antioxydantes aident à protéger les cheveux contre les dommages causés par les radicaux libres, ce qui peut prévenir le vieillissement prématuré des cheveux.

- **Propriétés stimulantes et tonifiantes :** Le romarin est une plante idéale pour revitaliser les cheveux ternes et fatigués. Il aide à stimuler les follicules pileux, favorisant ainsi une croissance plus rapide et plus saine des cheveux. En outre, le romarin possède des propriétés antimicrobiennes qui aident à maintenir un cuir chevelu sain, en prévenant les infections et en réduisant les pellicules.

- **Recette de sérum capillaire au romarin :** Pour un sérum capillaire stimulant, mélangez 10 gouttes d'huile essentielle de romarin avec 30 ml d'huile de jojoba ou d'huile d'amande douce. Appliquez quelques gouttes de ce sérum sur votre cuir chevelu et massez doucement pendant quelques minutes avant le coucher. Laissez agir toute la nuit et rincez le lendemain matin. Ce sérum aide à stimuler la croissance des cheveux et à apporter une brillance naturelle aux cheveux.

Henné : La couleur et la protection naturelles

Le henné (Lawsonia inermis) est une plante utilisée depuis des millénaires pour colorer naturellement les cheveux, mais ses bienfaits vont bien au-delà de la simple coloration. Le henné renforce la fibre capillaire, ajoute de la brillance, 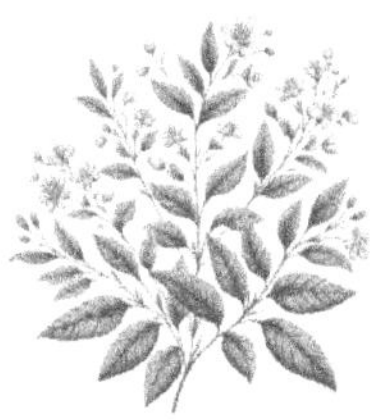 et protège les cheveux des agressions extérieures. Il est particulièrement apprécié pour sa capacité à gainer les cheveux, créant ainsi une barrière protectrice qui leur confère plus de volume et de résistance.

- **Propriétés protectrices et colorantes :** Le henné est riche en tanins et en autres composés qui pénètrent dans la cuticule du cheveu, renforçant la structure capillaire et améliorant la texture des cheveux. Lorsqu'il est utilisé régulièrement, le henné peut également aider à réguler l'excès de sébum sur le cuir chevelu, ce qui est particulièrement bénéfique pour les cheveux gras.

- **Recette de masque capillaire au henné :** Pour préparer un masque capillaire au henné, mélangez 100 g de poudre de henné avec suffisamment d'eau tiède pour obtenir une pâte lisse. Appliquez cette pâte sur vos cheveux propres et humides, en commençant par les racines et en étendant jusqu'aux pointes. Laissez poser pendant 1 à 3 heures, selon l'intensité de la couleur souhaitée, puis rincez abondamment à l'eau tiède. Ce masque non seulement colore vos cheveux, mais les renforce et leur donne une brillance éclatante.

Adoptez une routine capillaire naturelle

L'intégration de l'ortie, du romarin, et du henné dans votre routine capillaire peut transformer la santé et l'apparence de vos cheveux.

Ces plantes, utilisées depuis des siècles pour leurs bienfaits sur les cheveux, offrent des solutions naturelles pour renforcer, revitaliser et protéger vos cheveux au quotidien. En choisissant des soins à base de plantes, vous optez pour une approche respectueuse et durable, qui non seulement embellit vos cheveux, mais leur apporte également la force et la vitalité dont ils ont besoin pour résister aux agressions quotidiennes. Que vous cherchiez à prévenir la chute des cheveux, à améliorer leur brillance, ou à les protéger naturellement, ces plantes sont vos meilleures alliées pour une chevelure saine et resplendissante.

Partie 3 : Pratique de l'Herboristerie au Quotidien

7. CULTIVER VOS PROPRES PLANTES MEDICINALES

Choisir les plantes adaptées à votre environnement

Cultiver vos propres plantes médicinales est bien plus qu'une simple activité de jardinage ; c'est un geste d'autonomie, un moyen de se reconnecter à la nature tout en prenant soin de soi. Avant de vous lancer dans cette aventure, il est essentiel de choisir les plantes qui prospéreront dans votre environnement spécifique. Que vous viviez en ville, à la campagne, ou en région tempérée ou méditerranéenne, chaque lieu offre des conditions uniques qu'il faut prendre en compte pour faire les bons choix.

Tout commence par une observation attentive de votre espace. Quel est le climat de votre région ? Les hivers y sont-ils rigoureux, ou au contraire, les étés sont-ils particulièrement chauds et secs ? Si vous résidez dans une région où le soleil est omniprésent, des plantes comme le romarin, la lavande, ou le thym, toutes habituées aux climats méditerranéens, seront parfaitement adaptées. Elles prospèrent sous un soleil généreux et dans des sols bien drainés. En revanche, si votre environnement est plus tempéré et humide, des plantes comme la menthe ou la camomille s'épanouiront mieux, préférant une exposition partielle à l'ombre et un sol plus riche en humidité.

L'exposition au soleil joue également un rôle crucial dans le choix des plantes. Certaines, comme le basilic ou la sauge, nécessitent un ensoleillement direct pendant plusieurs heures par jour pour déployer toute leur vigueur. D'autres, à l'instar de la mélisse, préfèrent une lumière plus douce, idéale pour les zones légèrement ombragées. Évaluer l'exposition solaire de votre espace de culture vous aidera à déterminer où planter vos herbes afin qu'elles puissent s'épanouir pleinement.

Le type de sol est un autre facteur déterminant. Un sol bien drainé est essentiel pour les plantes qui n'apprécient pas l'humidité stagnante, comme les plantes méditerranéennes, tandis qu'un sol plus riche en matière organique conviendra mieux à des plantes comme l'ortie ou la consoude. Si vous cultivez en pots, vous avez l'avantage de pouvoir ajuster le type de substrat selon les besoins spécifiques de chaque plante. Par exemple, un mélange de terreau avec du sable pour le romarin, ou un sol plus riche en compost pour la menthe, permet d'optimiser la croissance de chaque espèce.

Si vous avez la chance de posséder un jardin, les possibilités sont nombreuses. Un espace en pleine terre permet de cultiver des plantes de plus grande taille et à croissance rapide, comme la sauge officinale, le calendula, ou encore l'échinacée. Ces plantes, en plus de leurs vertus médicinales, apportent une touche de couleur et de vitalité à votre jardin. Cependant, il est important de leur offrir l'espace nécessaire pour se développer pleinement, en prenant soin de ne pas surcharger les zones de plantation.

Pour ceux qui disposent d'un balcon ou d'une terrasse, la culture en pots est une excellente alternative. Le romarin, la lavande, et le thym s'adaptent très bien à ce mode de culture. Il suffit de choisir des pots suffisamment grands pour permettre aux racines de s'étendre et de s'assurer qu'ils soient bien drainés. Jouer avec les hauteurs et les tailles des pots peut aussi créer un espace harmonieux et pratique, où chaque plante trouve sa place.

Même en intérieur, il est possible de cultiver des plantes médicinales. Le basilic, la menthe, ou encore la mélisse peuvent très bien se plaire sur un rebord de fenêtre ensoleillé. L'essentiel est de leur offrir un bon apport en lumière naturelle, ou d'utiliser une lampe de croissance si nécessaire. Certains types de plantes, comme la lavande, préfèrent une atmosphère plus sèche, tandis que d'autres, comme la menthe, prospèrent dans une ambiance plus humide. Adapter l'humidité de votre intérieur peut donc être un atout supplémentaire pour une culture réussie.

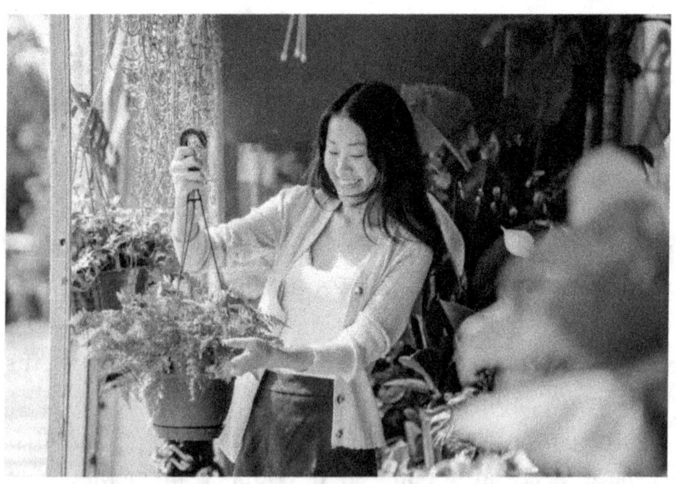

Enfin, l'espace dont vous disposez doit être évalué de manière pragmatique pour maximiser chaque centimètre carré. Même un petit balcon peut devenir un jardin médicinal si vous utilisez des étagères, des suspensions, ou des pots empilables. En intérieur, les jardinières verticales sont une excellente solution pour accueillir plusieurs plantes dans un espace restreint tout en apportant une touche de verdure à votre décor.

Cultiver ses propres plantes médicinales, c'est aussi une invitation à la créativité. En choisissant les plantes adaptées à votre environnement et en optimisant l'espace dont vous disposez, vous créez un lieu où chaque plante peut s'épanouir pleinement. Que ce soit dans un jardin spacieux, sur un balcon en ville, ou dans un petit coin d'intérieur, chaque feuille que vous cultiverez sera le fruit d'un geste de soin pour vous-même et votre environnement.

Conseils de culture : du jardin à la maison

Cultiver vos propres plantes médicinales est une pratique qui vous rapproche de la nature tout en vous offrant la satisfaction de créer des remèdes maison sains et efficaces. Que vous ayez un vaste jardin, un balcon ensoleillé, ou simplement un coin de votre appartement à consacrer à la culture, il existe des méthodes adaptées pour assurer la croissance vigoureuse de vos plantes. Voici quelques conseils pratiques pour transformer votre espace, quel qu'il soit, en un petit sanctuaire de verdure.

Le point de départ de toute culture réussie réside dans la qualité du sol ou du substrat. Pour les cultures en pleine terre, veillez à bien préparer votre sol en l'enrichissant avec du compost maison, qui apportera tous les nutriments nécessaires. Un sol bien aéré et riche en matière organique favorise une bonne rétention d'eau tout en évitant les excès d'humidité qui peuvent nuire aux racines.

Pour ceux qui cultivent en pots, choisissez des contenants suffisamment larges et profonds pour permettre aux racines de s'épanouir. Assurez-vous que les pots soient bien drainés en ajoutant une couche de gravier au fond, ce qui évitera l'accumulation d'eau stagnante. Le choix du substrat est également crucial : optez pour un mélange léger, composé de terreau et de sable, adapté aux besoins spécifiques de chaque plante.

Techniques de semis et de transplantation

Le semis est une étape délicate mais cruciale pour la réussite de votre culture. Pour les semis en pleine terre, attendez que les dernières gelées soient passées et que le sol soit suffisamment réchauffé. Semez les graines à une profondeur correspondant à deux fois leur taille et recouvrez-les légèrement de terre. Arrosez délicatement pour éviter de déloger les graines.

Si vous préférez commencer vos semis en intérieur, utilisez des godets ou des caissettes placés près d'une source de lumière naturelle. Une fois que les plantules ont développé plusieurs feuilles, elles peuvent être repiquées dans leur emplacement définitif. Pour la transplantation en extérieur, acclimatez progressivement les jeunes plants en les exposant à l'extérieur pendant quelques heures chaque jour, augmentant progressivement la durée d'exposition sur une semaine.

Entretien des plantes pour une croissance optimale

L'entretien régulier de vos plantes est la clé pour qu'elles prospèrent. Voici quelques pratiques essentielles :

- **Arrosage :** Chaque plante a des besoins en eau spécifiques. En général, les plantes méditerranéennes comme le romarin ou la lavande préfèrent un sol bien drainé et n'aiment pas l'excès d'eau. Arrosez-les modérément, en laissant le sol sécher entre deux arrosages. En revanche, des plantes comme la menthe ou le basilic apprécient un arrosage plus fréquent, surtout par temps chaud. Un bon paillage autour des plantes permet de conserver l'humidité du sol et de réduire les besoins en arrosage.

- **Paillage :** Le paillage est une technique simple mais efficace pour protéger vos plantes. En plus de conserver l'humidité, il limite la croissance des mauvaises herbes et protège le sol des variations de température. Utilisez des matériaux naturels comme la paille, les feuilles mortes ou les copeaux de bois. Ce geste simple peut grandement améliorer la santé de vos plantes et réduire l'entretien nécessaire.

- **Fertilisation :** Même si le compost maison est une excellente base, certaines plantes bénéficient d'un apport supplémentaire en nutriments. Vous pouvez préparer des engrais naturels à base de purin d'ortie ou de consoude, qui sont riches en azote, phosphore et potassium. Appliquez ces engrais une fois par mois pendant la saison de croissance pour stimuler le développement des plantes.

- **Taille et récolte :** La taille régulière des plantes, en supprimant les fleurs fanées et les tiges mortes, stimule la production de nouvelles pousses. Pour des plantes comme le basilic ou la menthe, il est recommandé de pincer les extrémités des tiges pour encourager une croissance plus dense. La récolte des feuilles ou des fleurs doit être faite de préférence le matin, lorsque les huiles essentielles sont les plus concentrées.

Astuces pour un jardin prospère, même en intérieur

Cultiver un jardin intérieur est une manière merveilleuse d'apporter un peu de nature dans votre quotidien, tout en profitant des bienfaits des plantes médicinales même lorsque l'espace extérieur manque. Toutefois, l'environnement intérieur présente des défis uniques qui nécessitent quelques ajustements pour garantir la prospérité de vos plantes.

L'un des aspects souvent négligés dans la culture en intérieur est le mouvement de l'air. Contrairement à l'extérieur où le vent aide à renforcer les tiges des plantes et à prévenir les maladies, un espace clos peut favoriser l'accumulation d'humidité et le développement de champignons. Pour éviter cela, pensez à installer un petit ventilateur oscillant dans la pièce où se trouvent vos plantes. Cela permet non seulement d'améliorer la circulation de l'air, mais aussi de simuler l'effet du vent, encourageant ainsi des tiges plus robustes et des plantes en meilleure santé.

Un autre point essentiel pour réussir un jardin intérieur est la rotation régulière des plantes. En intérieur, les plantes ont tendance à s'orienter vers la source de lumière, ce qui peut provoquer une croissance déséquilibrée, avec une inclinaison marquée d'un côté. Pour éviter cela, tournez vos plantes de 90 degrés chaque semaine. Cette simple habitude assure une croissance plus symétrique et aide les plantes à développer une structure plus harmonieuse.

Si vous remarquez que vos plantes montrent des signes de stress, tels que des feuilles jaunies ou flétries, il peut être utile d'ajuster leur emplacement ou de les rempoter. Parfois, les plantes ont besoin d'un peu plus d'espace pour se développer correctement, ou d'un sol plus frais et plus riche en nutriments. Le rempotage régulier, tous les six mois à un an, peut revitaliser les plantes en leur offrant un nouveau substrat plus nourrissant et en leur permettant de continuer à croître en bonne santé.

N'oubliez pas que les plantes, tout comme nous, bénéficient de soins réguliers et d'une attention adaptée à leurs besoins spécifiques. Une autre astuce précieuse consiste à vaporiser régulièrement vos plantes avec de l'eau non calcaire. Cela simule la rosée matinale et aide à maintenir l'hygrométrie nécessaire autour de certaines plantes, tout en les rafraîchissant et en nettoyant les feuilles de la poussière qui pourrait entraver leur photosynthèse.

Enfin, bien que l'arrosage soit une évidence, il est crucial de savoir quand s'arrêter. Les erreurs d'arrosage, notamment l'arrosage excessif, sont la cause la plus fréquente de maladies des plantes d'intérieur. Assurez-vous que le sol est bien drainé et laissez-le sécher légèrement entre les arrosages. Apprenez à connaître les besoins en eau spécifiques de chaque plante ; par exemple, les plantes grasses ou succulentes nécessitent beaucoup moins d'eau que des plantes à feuilles larges comme le basilic.

Cultiver des plantes médicinales en intérieur est une entreprise gratifiante qui, avec un peu de soin et d'attention, peut transformer votre espace de vie en un refuge vert et apaisant. En ajustant subtilement les conditions de lumière, d'air, et d'humidité, vous donnerez à vos plantes les meilleures chances de prospérer, tout en créant un environnement intérieur qui vous apporte, à vous aussi, calme et bien-être.

Récolte : garder vos plantes fraîches et efficaces

Une fois vos plantes médicinales cultivées avec soin, vient l'étape essentielle de la récolte. Ce processus est crucial pour préserver toutes les propriétés curatives des plantes, leur saveur, et leur efficacité thérapeutique. Récolter au bon moment et suivre des méthodes appropriées pour sécher et conserver vos plantes vous permettra de profiter de leurs bienfaits tout au long de l'année, même lorsque les conditions extérieures ne sont pas favorables à la culture.

Le bon moment pour la récolte : maximiser les propriétés curatives

La récolte des plantes médicinales doit se faire au moment où leurs principes actifs sont à leur apogée. Cela peut varier en fonction de la plante et de la partie utilisée (feuilles, fleurs, racines, ou graines). Généralement, les feuilles sont récoltées juste avant la floraison, quand elles sont les plus riches en huiles essentielles et en nutriments. Les fleurs, quant à elles, doivent être cueillies dès qu'elles s'ouvrent, souvent en début de matinée, après que la rosée s'est évaporée mais avant que la chaleur du soleil ne commence à les dessécher.

Pour les racines, la récolte se fait de préférence en automne, après que la plante ait terminé sa saison de croissance. C'est à ce moment-là que les racines sont les plus concentrées en nutriments, car la plante a accumulé ses réserves pour l'hiver. Les graines, elles, doivent être récoltées une fois qu'elles sont bien mûres, généralement à la fin de l'été ou au début de l'automne.

Méthodes de coupe : préserver l'intégrité des plantes

Lorsque vous récoltez vos plantes, veillez à utiliser des outils bien aiguisés et propres, tels que des ciseaux ou un sécateur, pour éviter d'endommager la plante. Coupez les tiges avec soin, en évitant de tirer ou de déchirer les feuilles ou les fleurs, ce qui pourrait altérer leur qualité. Il est important de ne jamais récolter plus d'un tiers de la plante à la fois, pour permettre à celle-ci de continuer à croître sainement et de produire de nouvelles pousses.

Le séchage : une étape clé pour conserver les propriétés des plantes

Le séchage est l'une des méthodes les plus courantes et efficaces pour conserver les plantes médicinales. Il doit être fait dans des conditions optimales pour éviter la perte des principes actifs et prévenir la formation de moisissures.

Pour sécher vos plantes, étalez-les en une seule couche sur un écran ou suspendez-les en petits bouquets dans un endroit sec, à l'abri de la lumière directe du soleil et bien aéré. Les greniers, les placards ou les hangars bien ventilés sont des lieux idéaux. Selon l'épaisseur des feuilles ou des racines, le séchage peut prendre de quelques jours à quelques semaines. Les plantes sont prêtes à être stockées lorsque leurs feuilles se cassent facilement entre les doigts.

En maîtrisant l'art de la récolte, vous assurez à vos plantes médicinales une longue durée de vie et conservez leur efficacité thérapeutique intacte. Cultiver, récolter, et conserver vos propres plantes médicinales vous donne le pouvoir de prendre soin de votre santé de manière naturelle et durable, en harmonie avec les cycles de la nature.

8. Créer votre herboristerie personnelle

Organiser votre espace : rangements et conservation

Créer votre propre espace dédié à l'herboristerie est une manière merveilleuse d'honorer la richesse des plantes que vous cultivez et récoltez. Cet espace devient un sanctuaire où chaque flacon, chaque bocal, et chaque herbe séchée trouve sa place, non seulement pour des raisons pratiques, mais aussi pour créer une ambiance apaisante et inspirante. Organiser cet espace de manière réfléchie vous permet de tirer le meilleur parti de vos plantes médicinales tout en facilitant l'accès à vos préparations quand vous en avez besoin.

L'espace dédié : un lieu de tranquillité et d'efficacité

Avant de penser au rangement proprement dit, il est essentiel de choisir un endroit dans votre maison qui sera entièrement consacré à votre pratique de l'herboristerie. Cet espace peut être aussi modeste qu'une étagère dans la cuisine ou aussi vaste qu'une pièce entière, selon vos besoins et les ressources dont vous disposez. L'important est de créer un lieu calme, à l'abri des perturbations quotidiennes, où vous pouvez travailler sereinement.

L'idéal est de sélectionner un endroit à l'abri de la lumière directe du soleil et des variations de température. Les plantes médicinales, une fois séchées ou transformées en préparations, sont sensibles à la lumière et à la chaleur, qui peuvent dégrader leurs principes actifs. Une pièce ou un placard bien ventilé, avec une température stable, est donc un choix idéal.

Rangements et conservation : chaque chose à sa place

Une fois l'espace choisi, le rangement devient la priorité. Les bocaux en verre sont les alliés incontournables de toute herboristerie personnelle. Le verre, en plus de son esthétique intemporelle, protège vos plantes séchées et vos préparations contre l'humidité et les contaminants tout en vous permettant de voir d'un coup d'œil ce qu'il contient. Privilégiez les bocaux en verre teinté, qui offrent une protection supplémentaire contre la lumière. Organisez-les sur des étagères robustes, en veillant à laisser suffisamment d'espace entre chaque bocal pour une bonne circulation de l'air.

Pensez à utiliser des bocaux de tailles différentes selon la quantité de plantes que vous avez à conserver. Les plus grands pour les herbes que vous utilisez fréquemment, et les plus petits pour les préparations plus rares ou les plantes en quantité limitée. Étiquetez chaque bocal avec soin, en inscrivant le nom de la plante, sa date de récolte, et éventuellement son origine ou ses propriétés principales. Cette pratique simple mais essentielle vous permet de gérer vos stocks de manière efficace et d'utiliser vos plantes dans un délai optimal.

Pour les préparations liquides, comme les teintures ou les huiles infusées, des bouteilles en verre avec un bouchon hermétique sont idéales. Là encore, le verre teinté est à privilégier pour protéger vos préparations de la dégradation par la lumière. Rangez ces bouteilles sur des étagères plus basses ou dans des tiroirs pour les garder à l'abri de la chaleur et de la lumière.

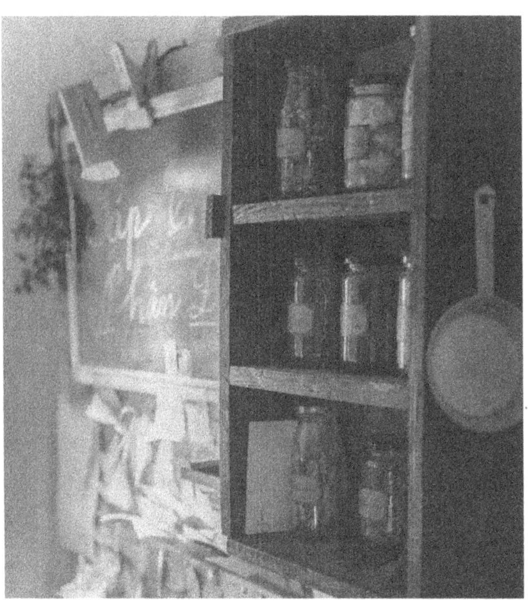

Gestion des stocks : une approche organisée et sereine

Un aspect souvent négligé mais crucial de l'herboristerie personnelle est la gestion des stocks. Il est facile d'accumuler des plantes et des préparations au fil du temps, mais sans une gestion rigoureuse, vous risquez de perdre de vue ce que vous avez. Tenez un registre, que ce soit sous forme d'un cahier ou d'un fichier numérique, où vous notez les dates de récolte, les quantités, et l'état des stocks. Cela vous aidera non seulement à savoir ce que vous avez en réserve, mais aussi à planifier les prochaines récoltes ou préparations.

Pensez également à vérifier régulièrement l'état de vos plantes séchées et de vos préparations. Même bien conservées, elles peuvent perdre de leur puissance au fil du temps. Un petit contrôle visuel et olfactif vous permettra de détecter toute dégradation éventuelle. Les plantes qui perdent leur couleur vive ou leur parfum distinctif peuvent être jetées ou remplacées.

Maintenir un espace propre et ordonné : un rituel apaisant

Enfin, maintenir votre espace d'herboristerie propre et ordonné est essentiel, non seulement pour l'efficacité de votre pratique, mais aussi pour votre bien-être. Prenez l'habitude de nettoyer régulièrement vos étagères, bocaux, et outils. Un espace propre inspire confiance et sérénité, et vous permet de travailler dans un environnement qui reflète les valeurs de soin et de respect que vous apportez à vos plantes.

Pour ajouter une touche personnelle, vous pouvez décorer cet espace avec des éléments naturels qui vous inspirent : des branches de bois flotté, des bouquets de fleurs séchées, ou des pierres trouvées lors de vos promenades. Ces éléments créent une ambiance harmonieuse et vous rappellent la connexion profonde entre vous et la nature.

Créer et organiser votre herboristerie personnelle, c'est bien plus qu'une simple tâche ménagère. C'est un acte d'amour pour la nature et pour vous-même, une manière de transformer votre espace en un lieu de bien-être où chaque plante, chaque préparation trouve sa place. Cet espace devient alors non seulement un outil pratique pour votre santé, mais aussi un sanctuaire où vous pouvez vous reconnecter à l'essence même de la vie naturelle.

Les plantes de base à avoir chez soi et préparer votre première trousse d'urgence à base de plantes

S'initier à l'herboristerie, c'est entrer dans un monde où la nature vous offre ses trésors pour prendre soin de vous et de vos proches. Pour bien commencer, il est essentiel de se constituer une petite collection de plantes médicinales de base, qui vous permettront de répondre à de nombreux besoins quotidiens. Ces plantes, polyvalentes et faciles à cultiver ou à se procurer, constituent la fondation de votre herboristerie personnelle. Une fois ces plantes à portée de main, vous pourrez également préparer une trousse d'urgence à base de plantes, indispensable pour soigner rapidement et naturellement les petits maux de tous les jours.

Les plantes indispensables à avoir chez soi

1. La camomille (Matricaria chamomilla) : La camomille est une plante apaisante, reconnue pour ses propriétés anti-inflammatoires et sédatives. Elle est idéale pour soulager les troubles digestifs, calmer les inflammations mineures, et apaiser l'esprit en cas de stress ou d'insomnie. Une infusion de camomille peut faire des merveilles avant le coucher, pour favoriser un sommeil réparateur.

2. La menthe poivrée (Mentha piperita) : Connue pour ses propriétés digestives, la menthe poivrée est un incontournable pour soulager les ballonnements, les nausées, et les maux de tête. Elle est également rafraîchissante et tonifiante. Garder quelques feuilles séchées de menthe poivrée chez vous vous permettra de préparer rapidement une infusion digestive après un repas copieux.

3. Le calendula (Calendula officinalis) : Le calendula est un puissant cicatrisant, utilisé pour traiter les petites coupures, les brûlures légères et les irritations de la peau. En macérat huileux, cette plante devient un baume de choix pour les peaux sèches et les éruptions cutanées. Le calendula est également apprécié pour ses propriétés anti-inflammatoires et antifongiques.

4. L'arnica (Arnica montana) : Indispensable pour soulager les douleurs musculaires et les ecchymoses, l'arnica est souvent utilisé sous forme de crème ou de gel. Avoir de l'arnica chez soi permet de réagir rapidement en cas de coups, de chocs ou de contusions, en réduisant l'inflammation et la douleur.

5. L'échinacée (Echinacea purpurea) : Cette plante est particulièrement efficace pour stimuler le système immunitaire et aider à prévenir ou traiter les infections respiratoires mineures. Une teinture d'échinacée, utilisée dès les premiers signes de rhume, peut raccourcir la durée de l'infection et atténuer les symptômes.

6. Le thym (Thymus vulgaris) : Antiseptique et expectorant, le thym est idéal pour traiter les infections des voies respiratoires, les maux de gorge, et les toux. Une infusion de thym, associée à du miel, est un remède simple et efficace pour apaiser une gorge irritée.

Préparer votre trousse d'urgence à base de plantes

Une fois ces plantes de base disponibles, vous pouvez commencer à constituer une trousse d'urgence à base de plantes, un petit kit pratique pour répondre aux aléas du quotidien de manière naturelle.

1. Baume de calendula pour les coups et brûlures : Préparez un baume en mélangeant un macérat huileux de calendula avec de la cire d'abeille. Ce baume apaisant peut être appliqué sur les brûlures légères, les coupures, et les irritations cutanées pour favoriser la guérison.

2. Teinture d'arnica pour les contusions : Une teinture d'arnica est un must-have dans toute trousse d'urgence naturelle. Appliquée en compresse sur les ecchymoses et les muscles endoloris, elle aide à réduire l'inflammation et à soulager la douleur. Attention cependant à ne pas l'utiliser sur une plaie ouverte.

3. Infusion de camomille pour le stress et l'insomnie : Gardez toujours des sachets d'infusion de camomille prêts à l'emploi. En cas de stress, d'anxiété ou de difficulté à dormir, une tasse de camomille peut vous apporter une détente bien méritée.

4. Huile essentielle de menthe poivrée pour les maux de tête : L'huile essentielle de menthe poivrée est très efficace pour soulager les maux de tête. Une goutte, diluée dans une huile végétale et appliquée en massage sur les tempes, peut rapidement atténuer la douleur. Elle est également utile pour apaiser les nausées et les troubles digestifs.

5. Teinture d'échinacée pour les premiers signes de rhume : Gardez une petite bouteille de teinture d'échinacée dans votre trousse. Prise dès les premiers signes de rhume ou de grippe, cette teinture aide à renforcer les défenses immunitaires et à réduire la durée des symptômes.

6. Infusion de thym pour les infections respiratoires : En cas de toux ou de mal de gorge, une infusion de thym, préparée avec une cuillère de miel, peut apaiser l'irritation et faciliter la respiration. Cette infusion est également efficace pour dégager les voies respiratoires en cas de sinusite.

En ayant ces plantes de base chez vous et en préparant votre trousse d'urgence, vous serez bien équipé pour faire face aux petits maux du quotidien de manière naturelle et efficace. Cette approche proactive, centrée sur la prévention et le soin naturel, vous permettra de prendre en main votre bien-être tout en renforçant votre connexion avec les bienfaits que la nature a à offrir. C'est une première étape vers une vie plus équilibrée, où la nature devient votre alliée au quotidien.

9. RECETTES SIMPLES POUR DEBUTER

Tisanes et infusions : les bases

Les tisanes et les infusions sont parmi les moyens les plus simples, mais aussi les plus efficaces, de bénéficier des vertus des plantes médicinales. Ces boissons chaudes et réconfortantes ont été utilisées depuis des millénaires pour apaiser, guérir, et revigorer le corps et l'esprit. Dans cette section, je vous guiderai à travers l'art de préparer ces élixirs naturels, en vous expliquant les différences entre une tisane et une infusion, les étapes clés pour les réaliser, et en vous proposant quelques recettes faciles pour répondre à vos besoins quotidiens.

Tisane ou infusion : quelles différences ?

Bien que ces deux termes soient souvent utilisés de manière interchangeable, il existe une différence subtile mais importante entre une tisane et une infusion, en fonction des parties de la plante utilisées et du temps de préparation.

- **La tisane** est une boisson obtenue en infusant les parties tendres des plantes, telles que les feuilles, les fleurs, ou les graines, dans de l'eau chaude, mais non bouillante. Le temps d'infusion est généralement court, entre 5 et 10 minutes. La tisane est parfaite pour les plantes délicates comme la camomille, la menthe, ou la mélisse, qui libèrent facilement leurs principes actifs.

- **L'infusion**, quant à elle, est une méthode un peu plus longue et souvent utilisée pour les plantes plus dures ou coriaces, comme les racines, les écorces, ou les baies. L'eau bouillante est versée sur les plantes, puis le tout est laissé à infuser pendant 15 à 30 minutes, voire plus longtemps, afin de bien extraire les composés actifs. Cette technique est idéale pour les plantes comme le gingembre, la racine de pissenlit, ou les baies de sureau.

Choisir les bonnes plantes : adapter à vos besoins

Avant de vous lancer dans la préparation de tisanes et d'infusions, il est essentiel de choisir les plantes qui correspondent à vos besoins spécifiques. Chaque plante possède des propriétés uniques qui peuvent être exploitées pour différents objectifs. Nous en avons déjà vue beaucoup mais je vous remet un rapide résumé :

- **Pour se détendre et apaiser l'esprit :** Optez pour des plantes comme la camomille, la lavande, ou la passiflore. Ces plantes sont réputées pour leurs propriétés calmantes, aidant à réduire le stress et à préparer le corps à un sommeil réparateur.

- **Pour faciliter la digestion :** La menthe poivrée, le fenouil, et la verveine sont d'excellents choix pour une tisane digestive après un repas. Elles aident à apaiser l'estomac, à réduire les ballonnements, et à favoriser une digestion harmonieuse.

- **Pour stimuler l'énergie :** Si vous cherchez un coup de fouet naturel, tournez-vous vers des plantes comme le gingembre, le romarin, ou la citronnelle. Ces plantes énergisantes peuvent revitaliser le corps et l'esprit, sans les effets secondaires des stimulants artificiels.

Maintenant que vous avez choisi vos plantes, voici comment préparer une tisane ou une infusion qui soit à la fois efficace et savoureuse.

Mesurez la quantité de plantes : En général, une cuillère à café de plantes séchées (ou une cuillère à soupe de plantes fraîches) par tasse d'eau est une bonne base. Vous pouvez ajuster selon vos préférences.

Chauffez l'eau : Pour les tisanes, portez l'eau à ébullition, puis laissez-la reposer quelques instants avant de la verser sur les plantes. Pour les infusions, utilisez l'eau immédiatement après ébullition.

Versez l'eau sur les plantes : Dans une théière ou une tasse, versez l'eau chaude sur les plantes. Couvrez immédiatement pour empêcher les huiles essentielles volatiles de s'évaporer.

Laissez infuser : Respectez le temps d'infusion recommandé pour chaque type de plante. Plus le temps d'infusion est long, plus la boisson sera riche en principes actifs. Cependant, veillez à ne pas dépasser le temps indiqué pour éviter une amertume excessive.

Filtrez et dégustez : Une fois l'infusion terminée, filtrez les plantes et savourez votre tisane ou infusion chaude. Vous pouvez ajouter du miel, du citron, ou une touche de lait selon vos goûts et les propriétés recherchées.

Recettes simples pour toutes les occasions

Tisane apaisante à la camomille et à la lavande

Cette tisane est parfaite pour vous détendre après une longue journée et préparer votre corps à un sommeil réparateur.

Ingrédients :

- 1 cuillère à café de fleurs de camomille séchées

- ½ cuillère à café de fleurs de lavande séchées

- 1 cuillère à café de miel (optionnel)

Préparation :

1. Faites chauffer une tasse d'eau jusqu'à ébullition, puis laissez reposer 1 à 2 minutes.

2. Versez l'eau chaude sur les fleurs de camomille et de lavande dans une tasse ou une théière.

3. Couvrez et laissez infuser pendant 5 à 7 minutes.

4. Filtrez les plantes, ajoutez du miel si vous le souhaitez, et dégustez cette tisane apaisante.

Infusion digestive au gingembre et à la menthe poivrée

Cette infusion est idéale après un repas copieux pour favoriser la digestion et apaiser les maux d'estomac.

Ingrédients :

- 1 cuillère à café de racine de gingembre frais, finement râpée

- 1 cuillère à café de feuilles de menthe poivrée séchées

- 1 tranche de citron (optionnel)

Préparation :

1. Portez une tasse d'eau à ébullition.

2. Dans une théière, ajoutez le gingembre et la menthe poivrée, puis versez l'eau bouillante.

3. Laissez infuser pendant 10 à 15 minutes pour bien extraire les propriétés digestives du gingembre.

4. Filtrez, ajoutez une tranche de citron si vous le souhaitez, et dégustez.

Tisane énergisante au romarin et à la citronnelle

Cette tisane revitalisante est parfaite pour un coup de fouet naturel en milieu de journée.

Ingrédients :

- 1 cuillère à café de feuilles de romarin séchées

- 1 cuillère à café de citronnelle séchée

- ½ cuillère à café de miel (optionnel)

Préparation :

1. Faites bouillir une tasse d'eau, puis versez-la sur le romarin et la citronnelle.

2. Couvrez et laissez infuser pendant 7 à 10 minutes.

3. Filtrez, ajoutez du miel pour adoucir, et profitez d'une tisane pleine de vitalité.

Préparer une tisane ou une infusion est un rituel simple, mais puissant, qui vous connecte à la nature et à vous-même. En prenant le temps de choisir les bonnes plantes et de les préparer avec soin, vous transformez une simple boisson en un moment de bien-être et de guérison.

Que ce soit pour vous détendre, digérer, ou vous revitaliser, ces recettes vous accompagneront dans votre quotidien, apportant à chaque tasse un peu de la magie des plantes. Cultiver cet art, c'est faire un pas vers une vie plus équilibrée, où chaque gorgée est une célébration de la santé et du bien-être.

Baumes et onguents : premiers pas en cosmétique naturelle

Plonger dans l'univers des baumes et onguents faits maison, c'est découvrir une nouvelle dimension de l'herboristerie, où les plantes se transforment en soins riches et nourrissants pour la peau. Ces préparations simples, mais puissantes, permettent de traiter une multitude de petits maux du quotidien tout en nourrissant et apaisant la peau de manière naturelle. Que vous souhaitiez apaiser une irritation, soigner une coupure, ou simplement hydrater votre peau, les baumes et onguents vous offrent une solution douce et efficace.

Infusion des huiles : capturer l'essence des plantes

La première étape dans la création de baumes et onguents maison consiste à infuser des huiles avec les plantes médicinales de votre choix. Cette infusion permet d'extraire les principes actifs des plantes et de les intégrer dans une base huileuse, qui servira ensuite à la fabrication du baume ou de l'onguent.

1. **Choisir les bonnes plantes et huiles :** Chaque plante possède des propriétés spécifiques, tout comme chaque huile végétale. Pour des baumes apaisants, vous pourriez choisir des fleurs de calendula ou de camomille, infusées dans de l'huile d'olive, reconnue pour ses propriétés nourrissantes. Pour des baumes cicatrisants,

l'arnica ou la consoude, infusées dans de l'huile de jojoba ou d'amande douce, seront particulièrement efficaces.

2. **Infusion lente :** La méthode la plus douce et la plus efficace pour infuser les huiles consiste à utiliser la chaleur du soleil. Remplissez un bocal en verre de vos plantes séchées et couvrez-les d'huile, en laissant un espace en haut du bocal. Fermez bien et placez le bocal au soleil pendant deux à six semaines, en le secouant délicatement chaque jour. Cette méthode permet d'extraire doucement les principes actifs sans altérer la qualité des huiles.

3. **Infusion rapide :** Si vous êtes pressé, vous pouvez également infuser vos huiles au bain-marie. Placez le bocal contenant les plantes et l'huile dans une casserole d'eau frémissante (pas bouillante) pendant deux à trois heures. Cette méthode est plus rapide, mais veillez à maintenir une température basse pour ne pas altérer les propriétés des plantes et des huiles.

Une fois l'infusion terminée, filtrez l'huile à l'aide d'un tamis fin ou d'un morceau de tissu propre, et transférez-la dans un récipient propre.

Cette huile infusée constituera la base de vos baumes et onguents.

Préparer des baumes : l'art de la texture parfaite

Le baume est une préparation semi-solide, obtenue en mélangeant des huiles infusées à de la cire d'abeille ou à d'autres cires végétales. Le choix de la cire et la quantité utilisée déterminent la texture finale du baume, allant d'une consistance ferme à une texture plus douce et crémeuse.

Étapes pour préparer un baume :

1. **Mesurer les ingrédients :** En général, on utilise une proportion de 1 partie de cire d'abeille pour 4 à 5 parties d'huile infusée. Si vous souhaitez un baume plus ferme, ajoutez un peu plus de cire. Pour un baume plus souple, réduisez la quantité de cire.

2. **Faire fondre la cire :** Faites fondre doucement la cire d'abeille au bain-marie. Une fois fondue, retirez du feu.

3. **Ajouter l'huile infusée :** Incorporez lentement l'huile infusée à la cire fondue, en remuant constamment. Vous pouvez également ajouter quelques gouttes d'huiles essentielles pour parfumer votre baume et renforcer ses propriétés thérapeutiques.

4. **Verser et laisser refroidir :** Versez le mélange dans des petits pots propres et stérilisés, puis laissez refroidir complètement avant de refermer les couvercles. Votre baume est prêt à être utilisé !

Recette simple de baume cicatrisant au calendula :

Ingrédients :

- 1/4 tasse d'huile infusée de calendula

- 1 cuillère à soupe de cire d'abeille

- 5 gouttes d'huile essentielle de lavande (optionnel)

Préparation :

1. Faites fondre la cire d'abeille au bain-marie.

2. Ajoutez l'huile infusée de calendula et mélangez bien.

3. Incorporez l'huile essentielle de lavande, puis versez dans des pots.

4. Laissez refroidir et durcir avant de fermer les pots.

Ce baume est idéal pour apaiser les irritations de la peau, cicatriser les coupures, et hydrater les zones sèches.

Créer des onguents : une texture plus riche pour les soins intensifs

Contrairement aux baumes, les onguents ont une texture plus riche et crémeuse, souvent obtenue en mélangeant des huiles infusées avec des beurres végétaux, comme le beurre de karité ou le beurre de cacao. Les onguents sont particulièrement efficaces pour traiter les peaux très sèches, les brûlures légères, et les zones nécessitant une hydratation intense.

Étapes pour préparer un onguent :

1. **Choisir les beurres végétaux :** Le beurre de karité est excellent pour ses propriétés nourrissantes et cicatrisantes, tandis que le beurre de cacao apporte une hydratation profonde et une texture lisse.

2. **Faire fondre les beurres :** Faites fondre le beurre choisi au bain-marie. Une fois fondu, retirez du feu.

3. **Incorporer l'huile infusée :** Ajoutez l'huile infusée à votre beurre fondu et mélangez bien pour obtenir une texture homogène. À ce stade, vous pouvez également ajouter des huiles essentielles pour un parfum agréable et des propriétés supplémentaires.

4. **Verser et refroidir :** Versez le mélange dans des pots, puis laissez refroidir et durcir avant de refermer les couvercles. Les onguents peuvent parfois nécessiter un temps de repos au réfrigérateur pour obtenir une consistance parfaite.

Recette simple d'onguent nourrissant au beurre de karité et calendula :

Ingrédients :

- 1/4 tasse de beurre de karité

- 2 cuillères à soupe d'huile infusée de calendula

- 5 gouttes d'huile essentielle de tea tree (optionnel)

Préparation :

1. Faites fondre le beurre de karité au bain-marie.

2. Retirez du feu et ajoutez l'huile infusée de calendula, puis mélangez bien.

3. Incorporez l'huile essentielle de tea tree, puis versez dans des pots.

4. Laissez refroidir avant de refermer les pots.

Cet onguent est idéal pour les peaux très sèches, les irritations, et les petites coupures, offrant une hydratation intense et une protection naturelle.

La création de vos propres baumes et onguents est une démarche à la fois accessible et profondément gratifiante. Non seulement vous prenez soin de votre peau de manière naturelle, mais vous vous connectez également aux cycles de la nature, en utilisant des plantes que vous avez peut-être vous-même cultivées et récoltées. Chaque étape, de l'infusion des huiles à la préparation des baumes, devient un rituel de soin et de bien-être, ancré dans une tradition millénaire de guérison par les plantes.

Préparer vos teintures et macérats : des solutions concentrées

Les teintures sont des extraits liquides réalisés en utilisant de l'alcool comme solvant principal. L'alcool, en plus de son rôle de conservateur, est particulièrement efficace pour extraire un large spectre de principes actifs, tels que les alcaloïdes, les flavonoïdes, et les huiles essentielles, présents dans les plantes.

Choix des plantes et de l'alcool

Sélection des plantes : La première étape pour préparer une teinture est de choisir les plantes appropriées. Vous pouvez utiliser des plantes fraîches ou séchées, selon la saison et la disponibilité. Par exemple, l'échinacée, la racine de valériane ou les feuilles de millepertuis sont des choix courants pour des teintures aux propriétés immunostimulantes, calmantes ou anti-inflammatoires.

Sélection de l'alcool : Pour l'alcool, optez pour un alcool à 40-60% (comme la vodka ou le rhum) pour une extraction efficace. Cet alcool dilué est suffisamment fort pour extraire les composants actifs tout en étant sûr pour une consommation interne.

Étapes de préparation

1. Préparation des plantes : Si vous utilisez des plantes fraîches, coupez-les en petits morceaux pour augmenter la surface de contact avec l'alcool. Si vous utilisez des plantes séchées, assurez-vous qu'elles sont bien émiettées.

2. Macération : Remplissez un bocal en verre à moitié avec les plantes préparées. Ajoutez ensuite l'alcool jusqu'à ce que les plantes soient complètement immergées. Fermez hermétiquement le bocal et étiquetez-le avec le nom de la plante, la date et le type d'alcool utilisé.

3. Infusion : Placez le bocal dans un endroit frais et sombre, et laissez les plantes macérer pendant 4 à 6 semaines. Agitez le bocal tous les jours pour aider à l'extraction des principes actifs.

4. Filtrage : Une fois la macération terminée, filtrez le mélange à travers un tamis fin ou un tissu propre, et transférez la teinture obtenue dans des bouteilles en verre foncé, équipées de compte-gouttes pour faciliter l'utilisation. La teinture peut se conserver pendant plusieurs années à l'abri de la lumière et de la chaleur.

Les teintures sont très concentrées, il est donc important de les utiliser avec précaution. En général, le dosage est de 20 à 30 gouttes dans un peu d'eau, deux à trois fois par jour, selon les plantes et les besoins spécifiques. Il est toujours conseillé de consulter un professionnel de la santé avant de commencer un traitement avec des teintures, surtout si vous prenez d'autres médicaments.

Macérats : extraction douce à base de glycérine ou d'huile

Les macérats sont des préparations dans lesquelles les plantes sont infusées dans un solvant autre que l'alcool, comme la glycérine ou l'huile. Ces solutions sont particulièrement utiles pour les personnes souhaitant éviter l'alcool, comme les enfants, les personnes âgées, ou celles sensibles à l'alcool.

Macérats glycérinés

La glycérine végétale, douce et non toxique, est utilisée pour extraire les principes actifs des plantes tout en apportant un goût légèrement sucré.

Étapes de préparation :

1. Préparation des plantes : Comme pour les teintures, commencez par choisir et préparer vos plantes. Les plantes séchées sont souvent préférées pour les macérats glycérinés, car elles contiennent moins d'eau, ce qui prévient la fermentation.

2. Mélange avec la glycérine : Remplissez un bocal en verre avec les plantes, puis ajoutez de la glycérine végétale pure à 100%, en veillant à bien couvrir les plantes. Pour une extraction optimale, vous pouvez mélanger la glycérine avec un peu d'eau distillée (environ 80% de glycérine pour 20% d'eau).

3. Macération : Laissez le mélange macérer pendant 4 à 6 semaines, en agitant le bocal chaque jour.

4. Filtrage : Filtrez le macérat glycériné et conservez-le dans des bouteilles en verre foncé. Les macérats glycérinés se conservent environ un an à l'abri de la lumière et de la chaleur.

Macérats huileux

Les macérats huileux sont des infusions de plantes dans une huile végétale, utilisées principalement pour des applications cutanées.

Étapes de préparation :

1. Choix des plantes et de l'huile : Sélectionnez des plantes comme le calendula, la lavande ou le millepertuis, qui sont excellentes pour des applications topiques. Utilisez une huile végétale de qualité, comme l'huile d'olive, l'huile de jojoba ou l'huile d'amande douce.

2. Infusion à chaud ou à froid : Vous pouvez réaliser un macérat à froid en laissant les plantes infuser dans l'huile pendant 4 à 6 semaines, ou un macérat à chaud en chauffant doucement l'huile et les plantes au bain-marie pendant quelques heures.

3. Filtrage : Après macération, filtrez l'huile et stockez-la dans des flacons en verre foncé. Les macérats huileux se conservent environ un an.

Utilisation des macérats huileux : Ces préparations sont idéales pour apaiser la peau, cicatriser les petites plaies, ou comme base pour des baumes et crèmes. Appliquez-les directement sur la peau ou mélangez-les à d'autres ingrédients pour créer des soins personnalisés.

La préparation de teintures et de macérats est une compétence précieuse pour tout amateur d'herboristerie, permettant de capturer et de conserver la puissance des plantes médicinales. Ces solutions concentrées sont non seulement efficaces, mais aussi pratiques à utiliser et à doser.

Ces préparations deviennent ainsi des éléments clés de votre pharmacie naturelle, offrant des solutions durables et accessibles pour prendre soin de vous et de vos proches de manière holistique. Que ce soit pour soutenir votre système immunitaire, apaiser une peau irritée, ou favoriser la relaxation, les teintures et macérats vous fournissent des outils puissants pour une vie plus saine et équilibrée.

Partie 4 : Approfondir vos connaissances

10. LES PLANTES RARES ET LEURS UTILISATIONS

Explorer les plantes méconnues : vertus et précautions

L'univers des plantes médicinales est vaste et fascinant, et au-delà des plantes couramment utilisées dans l'herboristerie traditionnelle, il existe un monde de végétaux moins connus, mais tout aussi puissants. Ces plantes rares ou méconnues, souvent issues de traditions anciennes ou de régions spécifiques du globe, offrent des propriétés curatives uniques qui méritent d'être découvertes. Cependant, leur puissance requiert une utilisation avisée et prudente, car certaines peuvent avoir des effets secondaires notables ou des contre-indications à ne pas négliger.

Le grémil officinal (Lithospermum officinale) : une plante aux multiples vertus

Le grémil officinal, également appelé lithosperme, est une plante qui pousse principalement dans les régions tempérées d'Europe et d'Asie. Bien que peu connue, elle possède des propriétés médicinales impressionnantes, en particulier pour le système urinaire et reproducteur.

Propriétés : Le grémil est réputé pour ses effets diurétiques puissants. Il est utilisé pour favoriser l'élimination des calculs rénaux et prévenir leur formation. De plus, cette plante a été traditionnellement employée pour réguler les troubles hormonaux, notamment chez les femmes, en raison de sa capacité à réduire les niveaux de certaines hormones dans l'organisme.

Utilisations spécifiques : Une décoction des graines de grémil est souvent recommandée pour traiter les calculs urinaires. Il est aussi utilisé en infusion pour réguler les menstruations irrégulières ou douloureuses. En application externe, l'huile de grémil est parfois utilisée pour apaiser les inflammations cutanées.

Précautions : Le grémil est une plante puissante, et son utilisation prolongée ou en grande quantité peut entraîner une déminéralisation. Il est conseillé de ne pas l'utiliser pendant de longues périodes sans supervision médicale. De plus, en raison de ses effets hormonaux, il est déconseillé aux femmes enceintes ou allaitantes.

La mandragore (Mandragora officinarum) : entre mythe et réalité

La mandragore, souvent entourée de légendes et de mystères, est une plante fascinante qui a été utilisée depuis l'Antiquité pour ses propriétés médicinales et hallucinogènes. Originaire du bassin méditerranéen, elle est aussi connue sous le nom de "plante de sorcière" en raison de ses nombreuses mentions dans la littérature ésotérique.

Propriétés : La racine de mandragore contient des alcaloïdes tropaniques, comme la scopolamine et l'atropine, qui agissent sur le système nerveux central. Ces composés confèrent à la plante des propriétés analgésiques, sédatives, et antispasmodiques. Autrefois, elle était utilisée pour induire le sommeil, soulager la douleur intense, et traiter certains troubles psychiatriques.

Utilisations spécifiques : Traditionnellement, la racine de mandragore était infusée pour préparer des potions ou des onguents analgésiques. En application externe, elle servait à soulager les douleurs articulaires et musculaires. Cependant, en raison de ses effets psychotropes, elle était également utilisée dans des rituels mystiques.

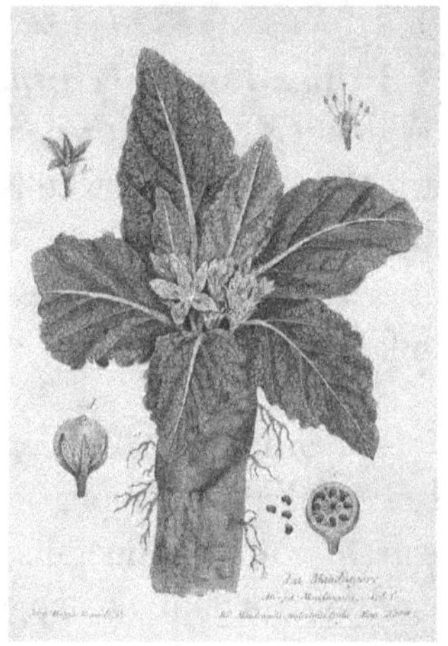

Précautions : La mandragore est extrêmement toxique et doit être manipulée avec une grande prudence. Son utilisation interne est fortement déconseillée en raison du risque d'empoisonnement, qui peut entraîner des hallucinations, une paralysie, voire la mort. Seules les préparations homéopathiques ou diluées sous supervision médicale sont parfois utilisées aujourd'hui.

Le tephrosia purpurea (Tephrosia purpurea) : une plante détoxifiante puissante

Originaire des régions tropicales d'Asie, le tephrosia purpurea est une plante médicinale peu connue en Occident, mais largement utilisée dans la médecine ayurvédique pour ses propriétés détoxifiantes et protectrices du foie.

Propriétés : Cette plante est particulièrement reconnue pour ses effets hépatoprotecteurs, c'est-à-dire sa capacité à protéger et régénérer le foie. Elle est utilisée pour traiter les hépatites, les cirrhoses, et pour soutenir le foie après une intoxication ou une consommation excessive d'alcool. De plus, elle possède des propriétés anti-inflammatoires et antioxydantes.

Utilisations spécifiques : En médecine ayurvédique, le tephrosia purpurea est consommé sous forme de poudre ou de décoction pour stimuler la fonction hépatique. Il est souvent intégré dans des traitements visant à purifier le corps des toxines et à soutenir la digestion.

Précautions : Bien que généralement bien toléré, le tephrosia purpurea doit être utilisé avec précaution chez les personnes souffrant de troubles rénaux ou prenant des médicaments hépatotoxiques. Il est toujours conseillé de consulter un professionnel de santé avant de commencer un traitement, surtout en cas de pathologie hépatique sévère.

Le cyprès bleu (Callitris intratropica) : un secret australien pour la peau

Le cyprès bleu est une plante endémique d'Australie, dont l'huile essentielle est peu connue, mais très efficace pour le soin de la peau. Elle est extraite de l'arbre de Callitris intratropica, un conifère qui pousse dans les régions tropicales du nord de l'Australie.

Propriétés : L'huile essentielle de cyprès bleu est réputée pour ses propriétés anti-inflammatoires, antiseptiques, et cicatrisantes. Elle est utilisée pour traiter une variété de problèmes cutanés, notamment l'acné, les cicatrices, et les inflammations. Son parfum doux et apaisant en fait également un excellent choix pour les soins relaxants.

Utilisations spécifiques : En aromathérapie, l'huile essentielle de cyprès bleu est souvent ajoutée aux crèmes et lotions pour le visage afin de traiter les imperfections et favoriser une peau claire et saine. Elle peut également être diluée dans une huile végétale et appliquée en massage pour apaiser les muscles douloureux ou tendus.

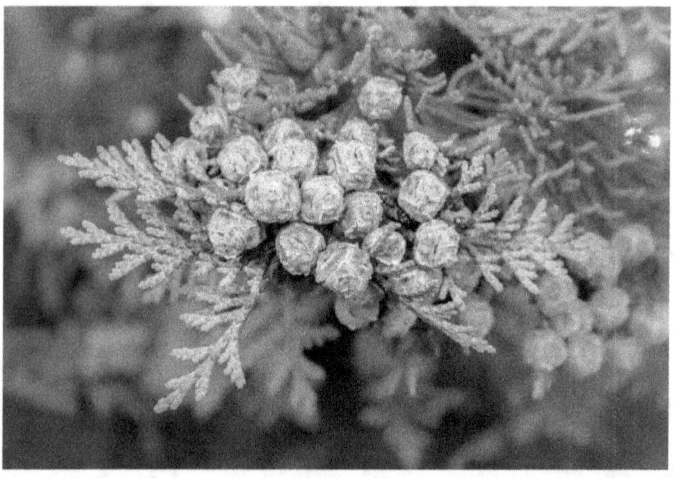

Précautions : Comme pour toutes les huiles essentielles, il est crucial de diluer l'huile de cyprès bleu avant l'application sur la peau, surtout pour les personnes à la peau sensible. Il est également recommandé de faire un test cutané préalable pour vérifier toute réaction allergique.

Son utilisation est déconseillée pendant la grossesse et l'allaitement.

L'exploration des plantes rares et méconnues ouvre un monde de possibilités dans l'herboristerie, élargissant vos connaissances et vous permettant de découvrir des remèdes puissants qui ne figurent pas toujours parmi les plantes médicinales les plus populaires. Toutefois, avec cette puissance vient la responsabilité de les utiliser avec discernement et respect, en tenant compte des précautions nécessaires pour éviter tout risque.

Plantes exotiques et leurs bienfaits

Les plantes exotiques, originaires de contrées lointaines, apportent une richesse inestimable à la phytothérapie moderne. Ces végétaux, souvent utilisés depuis des siècles dans les médecines traditionnelles de leurs régions d'origine, commencent à être reconnus en Occident pour leurs vertus exceptionnelles. Dans cette section, nous allons découvrir certaines de ces plantes exotiques, telles que le noni et la maca, et explorer leurs bienfaits spécifiques pour la santé, ainsi que la manière dont elles peuvent être intégrées dans votre quotidien pour enrichir votre pratique de l'herboristerie.

Le noni (Morinda citrifolia) : un trésor polynésien pour la santé globale

Le noni, ou Morinda citrifolia, est une plante emblématique des îles de la Polynésie, où elle est vénérée depuis des millénaires pour ses nombreuses propriétés thérapeutiques. Le fruit de noni, en particulier, est connu pour ses effets bénéfiques sur la santé, et il est traditionnellement consommé sous forme de jus.

Propriétés et bienfaits : Le noni est riche en antioxydants, comme la vitamine C, le sélénium, et les composés phénoliques. Ces antioxydants jouent un rôle crucial dans la lutte contre les radicaux libres et la réduction de l'inflammation dans le corps. De plus, le noni est réputé pour ses propriétés immunostimulantes, renforçant les défenses naturelles de l'organisme et aidant à prévenir diverses infections. En Polynésie, il est également apprécié pour ses effets énergisants, contribuant à augmenter la vitalité et la résistance physique.

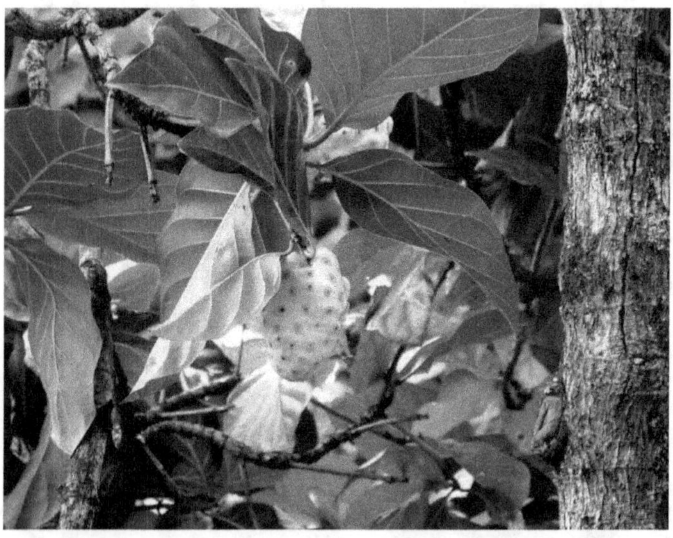

Intégration dans la phytothérapie moderne : Le jus de noni est aujourd'hui largement disponible sous forme de complément alimentaire, apprécié pour ses effets tonifiants et revitalisants. En phytothérapie, il est utilisé pour soutenir le système immunitaire, gérer la douleur chronique, et même réguler la glycémie. Il constitue un ajout précieux pour ceux qui cherchent à renforcer leur énergie et leur bien-être général.

La maca (Lepidium meyenii) : l'or des Andes pour l'énergie et l'équilibre hormonal

Originaire des hauts plateaux des Andes péruviennes, la maca est une plante racine qui a été utilisée pendant des siècles par les populations locales pour ses effets énergisants et équilibrants sur le système hormonal. Surnommée "l'or des Andes", la maca est de plus en plus reconnue dans le monde entier pour ses bienfaits.

Propriétés et bienfaits : La maca est classée parmi les adaptogènes, ce qui signifie qu'elle aide le corps à s'adapter au stress tout en favorisant un équilibre hormonal optimal. Elle est riche en vitamines, minéraux, et acides aminés essentiels, ce qui en fait un tonifiant complet pour le corps et l'esprit. La maca est souvent utilisée par les femmes pour soulager les symptômes de la ménopause, comme les bouffées de chaleur et les sautes d'humeur, et par les hommes pour améliorer la fertilité et l'endurance physique. En outre, elle est connue pour stimuler la libido et augmenter la vitalité.

Intégration dans la phytothérapie moderne : Sous forme de poudre, la maca peut être facilement ajoutée à des smoothies, des jus ou des plats cuisinés. En tant que complément alimentaire, elle est particulièrement appréciée pour améliorer l'énergie et l'endurance sans les effets secondaires des stimulants artificiels. Les praticiens de la phytothérapie recommandent souvent la maca pour traiter la fatigue chronique, soutenir le système hormonal, et améliorer la performance globale.

Le curcuma (Curcuma longa) : une racine aux mille vertus de l'Inde

Le curcuma, originaire de l'Inde, est une racine utilisée depuis des millénaires dans la médecine ayurvédique pour ses puissantes propriétés anti-inflammatoires et antioxydantes. Cette épice dorée est bien plus qu'un simple ingrédient culinaire ; elle est reconnue pour ses bienfaits sur la santé à travers le monde.

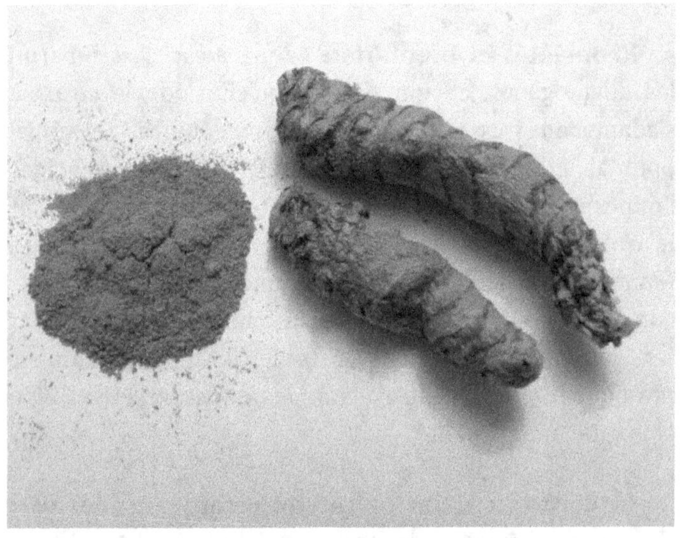

Propriétés et bienfaits : Le curcuma contient de la curcumine, un composé actif qui possède de fortes propriétés anti-inflammatoires et antioxydantes. Il est largement utilisé pour soulager les douleurs articulaires, améliorer la digestion, et soutenir la fonction hépatique. En phytothérapie moderne, le curcuma est souvent conseillé pour réduire l'inflammation chronique, renforcer le système immunitaire, et même prévenir certaines maladies chroniques.

Intégration dans la phytothérapie moderne : Le curcuma peut être consommé sous forme de poudre, de tisane, ou d'extrait concentré. Pour améliorer son absorption, il est souvent associé à du poivre noir, qui contient de la pipérine. Le curcuma est particulièrement utile dans les régimes anti-inflammatoires, et son utilisation régulière peut contribuer à une meilleure santé globale.

Le goji (Lycium barbarum) : le superfruit de l'Himalaya

Originaire des régions montagneuses de l'Himalaya, le goji est un petit fruit rouge utilisé depuis des siècles dans la médecine traditionnelle chinoise pour ses nombreux bienfaits sur la santé. Le goji est souvent surnommé "superfruit" en raison de sa densité nutritionnelle exceptionnelle.

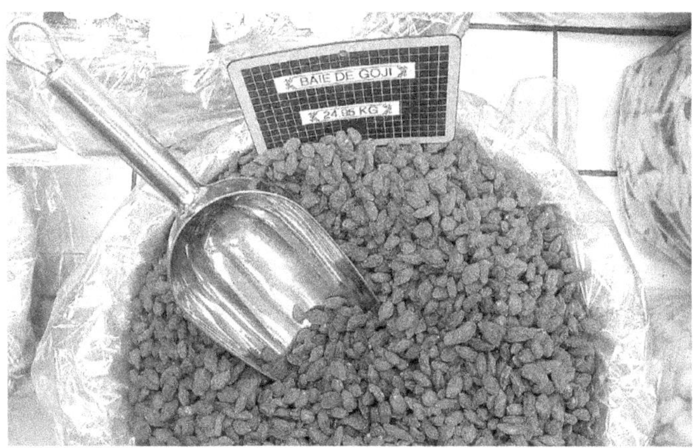

Propriétés et bienfaits : Le goji est riche en vitamines (notamment la vitamine C), minéraux, acides aminés, et antioxydants. Il est réputé pour renforcer le système immunitaire, améliorer la santé des yeux, et favoriser la longévité. En médecine chinoise, le goji est également utilisé pour améliorer l'énergie vitale et équilibrer le yin et le yang.

Intégration dans la phytothérapie moderne : Le goji peut être consommé sous forme de baies séchées, ajoutées aux céréales, smoothies, ou desserts, ou sous forme de jus concentré. Son goût légèrement sucré et sa haute teneur en nutriments en font un excellent complément pour soutenir la vitalité et la santé globale.

Les plantes exotiques, telles que le noni, la maca, le curcuma, et le goji, apportent une richesse incroyable à la phytothérapie moderne, élargissant notre palette de remèdes naturels avec des propriétés uniques et puissantes. En intégrant ces plantes dans votre pratique, vous bénéficiez non seulement de leurs effets bénéfiques sur la santé, mais vous enrichissez également votre compréhension des traditions médicinales du monde entier.

Ces trésors végétaux, issus de terres lointaines, nous rappellent l'importance de la diversité dans la nature et dans la médecine. En explorant et en adoptant ces plantes, vous contribuez à une approche plus holistique et globale de la santé, où les bienfaits de chaque culture viennent enrichir le bien-être de tous.

11. L'HERBORISTERIE A TRAVERS LES CULTURES

Les traditions herboristes du monde entier

L'herboristerie, pratique ancienne et universelle, transcende les frontières géographiques et culturelles. Partout dans le monde, les peuples ont appris à connaître, utiliser et vénérer les plantes médicinales pour soigner leurs maux et maintenir leur bien-être. Chaque culture a développé une relation unique avec la nature, donnant naissance à des systèmes de guérison distincts mais souvent complémentaires. Dans cette section, je vous invite à un voyage fascinant à travers les continents, à la découverte des traditions herboristes les plus influentes : la Médecine Traditionnelle Chinoise, l'Ayurvéda de l'Inde, la médecine amérindienne et les herboristeries européennes.

Médecine Traditionnelle Chinoise : l'harmonie des énergies

En Chine, la Médecine Traditionnelle Chinoise (MTC) est pratiquée depuis plus de 2000 ans. Elle repose sur le concept fondamental du Qi, l'énergie vitale qui circule dans tout être vivant, et qui doit rester en équilibre pour garantir la santé. Les plantes médicinales y jouent un rôle central, souvent en combinaison avec d'autres pratiques comme l'acupuncture ou le Qi Gong.

Philosophie et approche : La MTC se base sur l'équilibre entre le Yin et le Yang, deux forces opposées mais complémentaires, ainsi que sur la théorie des Cinq Éléments (bois, feu, terre, métal, eau) qui régissent les organes et les fonctions du corps. L'herboristerie chinoise cherche à restaurer cet équilibre par l'utilisation de formules complexes composées de plusieurs plantes.

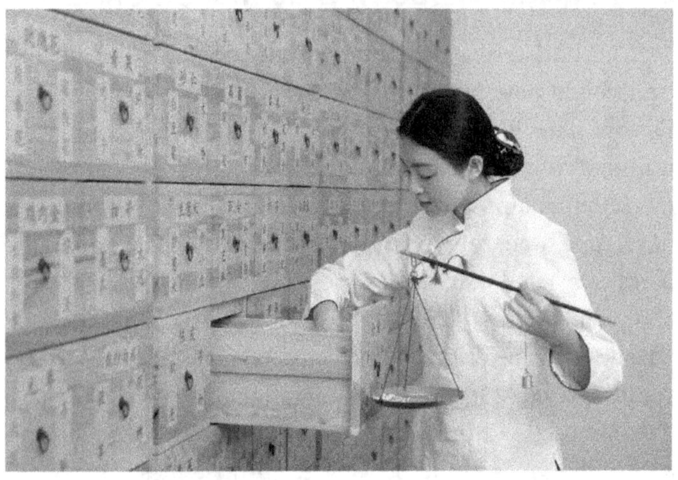

Plantes clés : Parmi les plantes emblématiques de la MTC, on retrouve le ginseng (Panax ginseng), connu pour ses propriétés tonifiantes et adaptogènes, le gingembre (Zingiber officinale) utilisé pour stimuler la digestion et réchauffer le corps, et l'astragale (Astragalus membranaceus) qui renforce le système immunitaire et protège contre les infections.

Médecine amérindienne : un lien sacré avec la Terre

Les peuples autochtones d'Amérique ont développé une profonde connaissance des plantes médicinales en vivant en harmonie avec la nature. La médecine amérindienne est un système de guérison où chaque plante est vue comme un esprit vivant avec lequel on peut entrer en relation pour soigner.

Philosophie et approche : La médecine amérindienne ne sépare pas le corps de l'esprit ou de l'âme, et les plantes sont souvent utilisées dans des cérémonies ou des rituels pour guérir non seulement les maux physiques mais aussi les blessures spirituelles. Le respect de la nature et la gratitude envers les plantes sont au cœur de cette approche, qui perçoit la guérison comme un acte sacré de connexion à la Terre.

Plantes clés : Parmi les plantes couramment utilisées dans la médecine amérindienne, on trouve le saule blanc (Salix alba), qui contient de la salicine, un précurseur de l'aspirine moderne, le tabac sacré (Nicotiana rustica), souvent utilisé dans les rituels pour purifier et protéger, et la sauge (Salvia apiana), employée pour ses vertus purificatrices.

Ayurvéda : l'art de vivre en harmonie avec la nature

L'Ayurvéda, littéralement « science de la vie », est une pratique de santé originaire de l'Inde qui remonte à plus de 5000 ans. Ce système repose sur l'idée que chaque individu est unique et que la santé est maintenue par l'équilibre des trois doshas (Vata, Pitta, Kapha), qui sont des énergies biologiques présentes en chacun de nous.

Philosophie et approche : L'Ayurvéda prône une approche holistique, où la santé résulte d'un équilibre entre le corps, l'esprit et l'environnement. Les plantes médicinales y sont utilisées pour rééquilibrer les doshas et traiter les déséquilibres avant qu'ils ne se manifestent par une maladie. Cette médecine accorde également une grande importance à la prévention, par le biais d'une alimentation appropriée, du yoga, et de pratiques de purification.

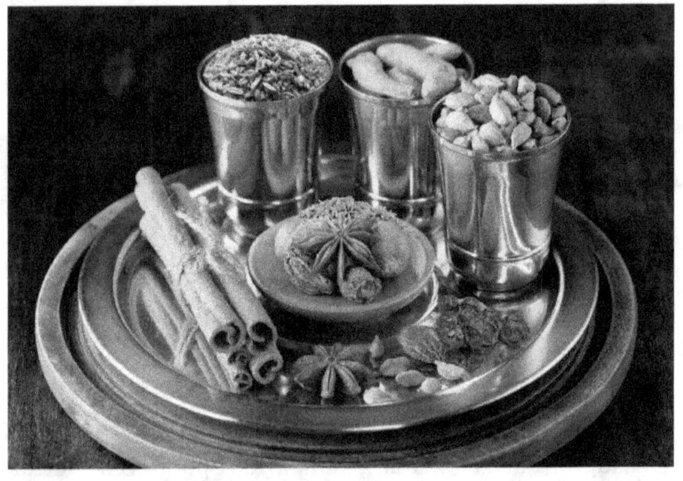

Plantes clés : Parmi les plantes ayurvédiques les plus connues, on trouve l'ashwagandha (Withania somnifera), utilisée pour ses propriétés adaptogènes et tonifiantes, le curcuma (Curcuma longa) aux vertus anti-inflammatoires puissantes, et le tulsi ou basilic sacré (Ocimum sanctum), qui aide à réduire le stress et à renforcer le système immunitaire.

Herboristeries européennes : la sagesse des simples

L'Europe possède une riche tradition herboriste, héritée des monastères médiévaux où les moines cultivaient et étudiaient les plantes médicinales, mais aussi des traditions populaires transmises de génération en génération. Cette herboristerie, parfois appelée "sagesse des simples", met l'accent sur les plantes locales et facilement accessibles.

Philosophie et approche : L'herboristerie européenne traditionnelle est marquée par un profond respect pour les plantes locales, que l'on appelle les "simples". Ces plantes, souvent courantes dans les jardins ou les prairies, sont utilisées pour soigner les petits maux du quotidien. L'approche européenne favorise des préparations simples comme les infusions, les décoctions, et les onguents, tout en prônant une utilisation raisonnée et respectueuse des ressources naturelles.

Plantes clés : La camomille (Matricaria chamomilla), connue pour ses effets calmants et digestifs, la lavande (Lavandula angustifolia) utilisée pour apaiser les nerfs et favoriser le sommeil, et l'ortie (Urtica dioica), riche en minéraux et idéale pour renforcer le corps, sont quelques-unes des plantes emblématiques de l'herboristerie européenne.

L'herboristerie à travers le monde est un témoignage de l'ingéniosité humaine et de notre capacité à tisser des liens profonds avec la nature pour préserver notre santé. Chaque culture a apporté sa pierre à l'édifice, développant des pratiques et des connaissances uniques qui, lorsqu'elles sont partagées, enrichissent l'ensemble de l'humanité.

Comparaison des pratiques et des plantes utilisées

L'herboristerie, malgré ses racines profondément ancrées dans diverses cultures à travers le monde, révèle des points communs fascinants ainsi que des divergences marquées dans la manière dont les plantes sont utilisées. En examinant les pratiques herboristes de différentes traditions – la Médecine Traditionnelle Chinoise (MTC), l'Ayurvéda, la médecine amérindienne, et les herboristeries européennes – nous découvrons non seulement des méthodes uniques mais aussi des similitudes étonnantes dans l'approche de la guérison. Cette analyse comparative vous aidera à comprendre comment les mêmes plantes peuvent être employées de différentes façons selon les cultures, et comment des plantes différentes peuvent servir à traiter les mêmes affections. Cette perspective multiculturelle enrichira votre propre pratique de l'herboristerie, vous offrant une vision plus holistique et intégrée.

Points communs : une sagesse universelle partagée

Bien que chaque tradition herboriste ait développé ses propres méthodes et philosophies, il existe des points communs notables qui témoignent d'une sagesse universelle partagée à travers les âges et les continents.

L'utilisation des adaptogènes : Les adaptogènes, ces plantes qui aident le corps à s'adapter au stress et à rétablir l'équilibre, sont un excellent exemple de ce partage global. Dans la MTC, le ginseng est vénéré pour ses propriétés tonifiantes et adaptogènes, soutenant l'énergie vitale (Qi). De manière similaire, l'Ayurvéda utilise l'ashwagandha pour équilibrer les doshas et améliorer la résistance physique et mentale. Dans les traditions européennes, l'éleuthérocoque (ou ginseng sibérien) est reconnu pour ses effets similaires, tandis que les peuples autochtones d'Amérique du Nord utilisent des plantes comme l'échinacée pour renforcer l'immunité et la vitalité.

Le rôle des plantes digestives : Les plantes utilisées pour améliorer la digestion sont également une constante à travers les cultures. Le gingembre, par exemple, est utilisé dans la MTC pour réchauffer le corps et stimuler la digestion. En Ayurvéda, il est aussi recommandé pour équilibrer le dosha Vata et favoriser l'appétit. De l'autre côté du monde, en Europe, le fenouil et la menthe poivrée sont couramment employés pour apaiser les troubles digestifs, tandis que dans la médecine amérindienne, la menthe sauvage est utilisée à des fins similaires.

Divergences : des usages variés pour des plantes similaires

Malgré ces similitudes, il est fascinant de constater que la même plante peut être utilisée de manière très différente selon la culture qui l'emploie.

Le curcuma : Prenons l'exemple du curcuma (Curcuma longa). Dans l'Ayurvéda, cette racine dorée est principalement utilisée pour ses propriétés anti-inflammatoires et comme purificateur du sang. Elle est intégrée dans des préparations pour traiter des affections comme l'arthrite, les troubles digestifs, et les maladies de la peau. Dans la MTC, le curcuma (appelé Jiang Huang) est utilisé pour stimuler la circulation du sang et soulager la douleur, en particulier pour les douleurs menstruelles et les blessures. Ainsi, bien que le curcuma soit reconnu pour ses vertus, l'accent mis sur son utilisation diffère entre ces deux systèmes de médecine.

L'ortie : L'ortie (Urtica dioica) est une autre plante dont l'utilisation varie selon les traditions. En Europe, elle est largement utilisée pour ses propriétés détoxifiantes et fortifiantes, notamment pour traiter l'anémie et renforcer le système immunitaire. Les Amérindiens, quant à eux, utilisaient l'ortie non seulement pour ses bienfaits médicinaux similaires, mais aussi pour fabriquer des fibres solides et des teintures naturelles. Cette polyvalence montre comment une plante peut être exploitée de multiples façons selon les besoins culturels et environnementaux.

Des solutions différentes pour les mêmes affections

Il est également intéressant de noter comment des cultures différentes peuvent utiliser des plantes distinctes pour traiter des affections similaires. Cela illustre non seulement la richesse de la biodiversité mondiale, mais aussi la créativité humaine dans l'utilisation des ressources naturelles pour répondre à des besoins communs.

Troubles du sommeil : Pour traiter l'insomnie, les traditions varient dans leurs choix de plantes. En Europe, la valériane (Valeriana officinalis) est couramment utilisée pour ses effets sédatifs et apaisants. En Ayurvéda, on préfère souvent le brahmi (Bacopa monnieri), qui calme l'esprit et favorise un sommeil réparateur. Dans la MTC, le jujube (Ziziphus jujuba) est un remède populaire pour apaiser l'esprit et induire le sommeil.

Renforcement de l'immunité : Pour renforcer le système immunitaire, l'échinacée est une plante phare en Amérique du Nord, où elle est utilisée pour prévenir et traiter les infections respiratoires. En MTC, c'est l'astragale (Astragalus membranaceus) qui est privilégié pour ses propriétés immunostimulantes. L'Ayurvéda, quant à elle, utilise le tulsi ou basilic sacré (Ocimum sanctum) pour son action sur le système immunitaire et sa capacité à équilibrer le corps en période de stress.

En intégrant des perspectives multiculturelles dans votre pratique de l'herboristerie, vous pouvez non seulement élargir votre répertoire de plantes, mais aussi enrichir votre compréhension des multiples façons dont la nature peut nous guérir. Chaque tradition offre une approche unique qui, lorsqu'elle est combinée avec d'autres, peut créer une pratique plus complète et plus adaptable.

Cette comparaison des pratiques herboristes mondiales révèle la richesse de l'expérience humaine dans le domaine de la guérison par les plantes. Que vous choisissiez d'adopter des méthodes spécifiques d'une culture ou de les intégrer dans une approche plus holistique, cette connaissance globale vous permet d'aborder la phytothérapie avec une vision plus large, et de trouver les solutions les plus adaptées à votre propre santé et bien-être.

En fin de compte, l'herboristerie est un domaine en constante évolution, nourri par les savoirs anciens et les découvertes modernes. En adoptant une approche multiculturelle, vous vous engagez dans une tradition vivante et dynamique, où chaque plante et chaque pratique raconte une histoire de guérison à travers le temps et les continents.

CONCLUSION

En parcourant ce livre, vous avez découvert les innombrables richesses que l'herboristerie peut apporter à votre vie quotidienne. Des fondements historiques aux pratiques contemporaines, des plantes médicinales les plus courantes aux plus exotiques, vous avez exploré un univers où la nature et la santé ne font qu'un. Alors que nous arrivons à la conclusion de ce voyage, il est temps de réfléchir à ce que signifie réellement l'herboristerie et comment vous pouvez continuer à intégrer ses enseignements dans votre quotidien.

L'herboristerie n'est pas seulement un ensemble de techniques ou une collection de remèdes. C'est une approche globale de la santé qui prend en compte le corps, l'esprit, et l'environnement. C'est une pratique qui nous relie à la nature, à ses rythmes, et à ses cycles. En apprenant à connaître les plantes, en comprenant leurs propriétés, et en les intégrant dans notre vie, nous renouons avec une sagesse ancienne qui a traversé les siècles et les cultures.

L'une des grandes leçons de l'herboristerie est de réapprendre à observer et à écouter la nature. Chaque plante a son propre langage, ses propres vertus, et sa propre manière de nous guérir. En prenant le temps de cultiver, de récolter, et de préparer vos propres remèdes, vous vous engagez dans un processus de guérison qui va au-delà du simple soin physique. Vous apprenez à respecter les cycles naturels, à utiliser les ressources de manière durable, et à prendre soin de vous-même en harmonie avec l'environnement.

Intégrer l'herboristerie dans votre vie, c'est aussi adopter une nouvelle philosophie de vie. C'est reconnaître que la santé n'est pas un état figé, mais un équilibre dynamique qui doit être entretenu jour après jour. C'est comprendre que la prévention est aussi importante que le traitement, et que prendre soin de soi passe par de petits gestes quotidiens, comme boire une tisane apaisante le soir, appliquer un baume fait maison sur une irritation, ou diffuser des huiles essentielles pour purifier l'air de votre maison.

L'herboristerie vous invite à ralentir, à savourer le moment présent, et à vous reconnecter à vos sensations. Lorsque vous cueillez une fleur de camomille pour en faire une infusion, ou que vous préparez une teinture de millepertuis, vous engagez tous vos sens dans un rituel de soin. Vous touchez, vous sentez, vous goûtez, et vous participez activement à votre propre bien-être.

Ce livre vous a offert un guide pour débuter ou approfondir vos connaissances en herboristerie, mais il ne s'agit que d'un point de départ. L'herboristerie est un domaine en perpétuelle évolution, où chaque jour apporte de nouvelles découvertes et de nouveaux enseignements. Vous ne cesserez jamais d'apprendre, que ce soit en découvrant de nouvelles plantes, en perfectionnant vos techniques de préparation, ou en explorant les traditions herboristes d'autres cultures.

Je vous encourage à continuer à expérimenter, à tester, et à adapter les recettes et les pratiques que vous avez découvertes ici. L'herboristerie est avant tout une pratique personnelle, qui doit s'adapter à vos besoins, à votre environnement, et à votre style de vie. N'hésitez pas à noter vos observations, à tenir un journal de vos préparations, et à partager vos expériences avec d'autres passionnés. L'échange et le partage sont des éléments essentiels de l'apprentissage en herboristerie.

Une autre dimension fascinante de l'herboristerie est son aspect universel. Peu importe où vous vous trouvez dans le monde, il existe une tradition herboriste qui a évolué en harmonie avec l'environnement local. En explorant les différentes cultures herboristes, vous enrichissez non seulement vos connaissances, mais vous développez aussi une compréhension plus profonde de l'interconnexion entre l'homme et la nature.

Chaque plante, chaque remède, raconte une histoire. En intégrant ces savoirs dans votre pratique, vous participez à la préservation et à la transmission de traditions millénaires. Vous devenez un maillon de cette chaîne de savoirs, un gardien des secrets des plantes, et un ambassadeur de la guérison naturelle.

L'herboristerie, telle que vous l'avez découverte dans ce livre, est une approche holistique du bien-être. Elle ne se contente pas de traiter les symptômes, mais cherche à restaurer l'harmonie entre le corps, l'esprit, et l'environnement. Elle reconnaît que la santé est un état d'équilibre dynamique, influencé par de nombreux facteurs, et que les plantes peuvent jouer un rôle central dans le maintien de cet équilibre.

En cultivant, récoltant, et préparant vos propres remèdes, vous ne faites pas que prendre soin de votre corps. Vous nourrissez également votre esprit et votre âme. Vous créez un lien profond avec la nature, et vous développez une sensibilité accrue à vos propres besoins et à ceux de votre environnement. C'est là toute la richesse de l'herboristerie : elle vous invite à prendre soin de vous-même de manière consciente, respectueuse, et durable.

Alors que vous refermez ce livre, souvenez-vous que l'herboristerie est un voyage sans fin. Chaque plante, chaque préparation, chaque découverte est une étape sur ce chemin vers un bien-être naturel et authentique. Que vous soyez un novice curieux ou un herboriste expérimenté, il y a toujours quelque chose de nouveau à apprendre, à expérimenter, et à partager.

Continuez à explorer, à vous émerveiller devant la diversité et la générosité de la nature, et à intégrer ces trésors végétaux dans votre vie quotidienne. L'herboristerie est une invitation à vivre en harmonie avec la nature, à prendre soin de soi de manière holistique, et à participer à la transmission d'un savoir ancestral qui, depuis des millénaires, nous guide sur le chemin de la santé et du bien-être.

Que ce livre soit pour vous le début d'une aventure passionnante et enrichissante, où chaque plante devient une alliée précieuse, et chaque remède une preuve de la puissance curative de la nature.

Chers lecteurs / chères lectrices,

143

Je suis auteure indépendante. J'écris, corrige, publie et promeus mes livres moi-même. Pour m'aider à faire connaître mes livres, je vous invite à me laisser votre commentaire sur la fiche de ce livre.

Votre avis compte. Je lis tous les commentaires.

Un grand merci

www.ingramcontent.com/pod-product-compliance
Lightning Source LLC
Chambersburg PA
CBHW061047250726
48653CB00001B/293